主编　夏西超

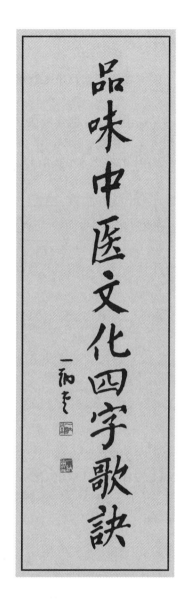

品味中医文化四字歌诀

U0338214

郑州大学出版社

图书在版编目(CIP)数据

品味中医文化四字歌诀／夏西超主编. -- 郑州：
郑州大学出版社，2024.10
ISBN 978-7-5773-0197-6

Ⅰ．①品… Ⅱ．①夏… Ⅲ．①中国医药学－文化
Ⅳ．①R2-05

中国国家版本馆 CIP 数据核字（2024）第 036741 号

品味中医文化四字歌诀
PINWEI ZHONGYI WENHUA SIZI GEJUE

策划编辑	李龙传	封面设计	苏永生
责任编辑	张彦勤	版式设计	苏永生
责任校对	董 珊	责任监制	李瑞卿

出版发行	郑州大学出版社	地　址	郑州市大学路 40 号（450052）
出版人	卢纪富	网　址	http://www.zzup.cn
经　销	全国新华书店	发行电话	0371-66966070
印　刷	辉县市伟业印务有限公司		
开　本	710 mm×1 010 mm　1／16		
印　张	16.25	字　数	285 千字
版　次	2024 年 10 月第 1 版	印　次	2024 年 10 月第 1 次印刷

书　号	ISBN 978-5773-0197-6	定　价	69.00 元

作者名单

主　编　夏西超

副主编　余小柱　王凤霞

编　委　刘荣志　宋国英　杜晓平

　　　　冯　建　樊俊显　王惠平

　　　　王　琼　张林果

前　言

　　中医药作为中华民族的文化瑰宝,在华夏民族绵延过程中发挥着积极的作用。中医药文化蕴藏着深远而厚重的民族智慧,知识和理论宽度浩瀚无边,触及深度至深入微,然而实践应用却简约而通俗。中医药文化整合了天文、地理、哲学、生命科学等多个学科领域的精髓,整合并融入了释、儒、道三家的认知体系,以取相比类和大道至简的方法认识和剖析生命现象,揭示了天人相应和天人合一的质朴理念。在没有有效的认识论和方法论的前提下,品味和感知中医药文化会显得突兀和神秘,甚至遥不可及。

　　本书由品味、寻因、问象、拾艺四个部分组成。"品味"沿行阴阳学说作为主线,聚焦哲学中对立统一观点,认识阴阳相生相克的演变关系;相生相克中引入金、木、水、火、土五种元素,从中感悟五行之间的孕育和制衡关系,进而推演和应合在五脏六腑理论体系之中。"寻因"以"气"为抓手,在有形气行令和呈象基础上,感知无形气的存在和发力,梳理出生命运行与天地气运的交相相应,透视四时、五运、六气的存在和演变规律;从"气"的运行和变幻揭示经脉前后相随及穴位开阖应变。"问象"以生命运行过程中错综复杂的现象和中药组方使用为主旋律,从传统医学视角发现多彩多姿的生命现象,以辩证思维、继承态度、批判手法感悟中药性味和其独特魅力,揭开中医和中药在人们心中固化下来的神秘面纱。"拾艺"以经典著作和中医理论为航标,扬起帆船驶入广阔的医学知识海洋,在沙滩、小岛和海底拾取美丽的贝壳,从贝壳里面听着海呼啸的声音,焕发出奇思妙想和人生感悟。

　　中医药是华夏民族认识生命现象智慧的结晶,也是破解疑难疾病的一把钥匙。中华儿女体内蕴藏着华夏文化编码的基因,民族文化的精髓已经整合在整个基因系统之中。在传承守正民族文化的同时,更要创新和拓展,用开放的胸怀接受检阅和洗礼,为医学事业发展提供更为广阔的舞台进行争论、交流、碰撞,整合出不同声音和载体助力中医药文化走向世界,造福全人类。

本书在继承岐黄理论思想体系的基础上,接力古典文学风韵,感悟传统医学的智慧和博大精深,架构起传统医学与现代医学之间的桥梁,构建文化传播与健康普及的纽带,以便更为广泛地服务于读者和大众。

在本书的撰写过程中,很多老师、挚友、亲人和我的学生给予了我莫大的支持和帮助,在此表示衷心的感谢!

编　者
2024 年 6 月

目　录

第一部分　品味

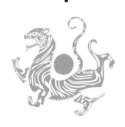

一、道之自然，敬畏天地

混沌初开，缥缈无极，无极太极，太极阴阳，阴阳交变，化生四象。
阴阳为基，化生万物，归性五行，天地万物，自有其道，自无其道。
自有其道，人效法地，地效法天，天效法道，道法自然，道可言道。
非常言道，形彰于表，神存之内，形为神驱，形神合一，妙不可言。
自无其道，道亦无道，阴中有阳，阳中蕴阴，阴阳环抱，相生相克。
阴阳变幻，物极必反，阳极生阴，阴极生阳，宛若四时，天气交变。
天地万物，皆循道法，万物变化，道法为纲，循道而变，呈象万千。
大地厚德，载覆生命，恩泽万物，万物循道，以地为根，应合天地。
寰宇之内，浩渺无边，洞悉宇宙，大道无言，因果相随，不可狂语。
万物划分，有阴有阳，阴阳变化，四象五行，五行生克，变通悟道。
天地乾坤，万物阴阳，纲纪准绳，阴阳统领，不破法纪，谨遵道法。
无视道法，纵有千算，道必灭之，因果相报，如影随形，唯待时运。

二、阴阳互变，应合万物

混沌无极，化生太极，太极行运，化生二期，阴阳相随，相克相生。
阴阳呈象，互为其根，二气交争，四时更替，五运六气，化生万象。
阳化二气，阳化为气，无形无象，阴聚成形，有形之物，触摸感知。
阴阳转变，有形无形，无形有形，色相转换，深悟其道，唯有感应。
山水之间，看山是山，看水是水，山水有形，游山玩水，映入眼帘。
山水奇妙，感悟山水，山水灵光，山亦非山，水亦非水，超越山水。
山水归源，山亦是山，水亦是水，山水无变，唯有心变，只为心识。
阴阳之变，看似复杂，实则简单，生克相随，只缘偏离，唯求平衡。
佳肴美酒，饱食囊中，口中干渴，热气腾腾，狂躁难忍，彻夜难寐。
水本属阴，饮水入腹，营运气血，疏散内热，滋润脏腑，悄然入睡。
五脏有常，昼忙夜息，节律运行，周而复始，生生不息，聚精气神。
运化水液，驱动气运，蒸腾散发，激活经络，焕发生机，水用为阳。
年老多病，久病床榻，元气折损，真气亏虚，精血亏少，阳气无卫。
珍稀佳肴，山珍海味，鹿茸人参，以补阳气，运化无力，道已违逆。
年老虚弱，脾脏与胃，运化无力，阴精不生，阴不生阳，阳不护阴。
阳气不足，人参鹿茸，壮阳之药，无以运化，反损内气，背道而驰。
女娲造人，皇帝治世，不畏困苦，驯化生灵，种植五谷，饲养六畜。
食以五谷，荤素搭配，补缺有度，调和脏腑，滋阴润脏，阴中求阳。
少年之际，经脉通利，气血旺盛，若如猛虎，一跃十丈，身康体健。
脾胃康健，阳气有余，资以厚味，珍稀佳肴，餐餐丰盛，时时美味。
脏腑运化，游刃有余，精华入营，营生卫气，营卫呼应，守护生命。
时至老年，脏器退化，形体衰弱，功能减退，运化无力，入不敷出。
淫邪借风，触及皮毛，逼入腠理，劳损气血，累伤脏腑，阴阳失序。
居地北方，冰雪蔓延，寒冬过长，寒风侵蚀，阴多有余，阳常不足。

居家热带，阳光和煦，天常暑热，若无冬季，阳常有余，阴多不足。
久居海边，骤雨无常，雨季偏多，湿度过大，弥漫居室，多生湿邪。
西部高原，日照丰盛，氧气稀微，昼夜之间，温差殊异，空气多燥。
阴阳互变，相生相克，交织一处，转换互动，五行循环，贵有制衡。
心态积极，灵魂升华，静坐思虑，为人处世，恬静愉悦，精神内守。
肝脏舒达，气血通畅，阴血旺盛，肝木心火，互动传递，相生相悦。
心旷神怡，走进田野，感受阳关，赏心悦目，激发情怀，其乐无穷。
木火联动，折射经脉，经脉通畅，脏者有形，经脉无形，内外呼应。
有形无形，无形有形，融合一处，固本扶阳，正气内存，邪气何干。
易中生变，变中思通，通中求达，达中溯源，源于阴阳，根植于气。

三、易中有易，卦中无卦

天地之间，四时更替，潮起潮落，日月变幻，看有定数，皆乃变数。
天乾地坤，太极两仪，两仪四象，四象八卦，八卦相变，循循而变。
卦中生卦，六十四卦，易学立说，六经之首，根植明德，明德博学。
以道为基，奉善为本，因善生爱，厚德博学，以变应变，不忘初心。
四季相替，雷电风雨，风寒暑热，变幻无穷，万物相应，顺生逆亡。
天地之间，人若蝼蚁，其力微弱，苍茫之中，天地博大，天人相应。
天道行令，地必应变，人须顺变，天地人兮，彼此联动，交相呼应。
万物萌生，生长发育，开花结实，生亡轮回，自有定数，亦是变数。
人为圣灵，敬畏天地，孝亲遵义，诚信友善，积善成德，上善若水。
天欲佑之，龙腾祥云，地必护之，虎跃神州，顺风顺水，八方和气。
民自拥之，众星捧月，内外和谐，四时和顺，六合吉祥，八方通顺。
卦算是卦，卦亦非卦，已决定数，前后呼应，因果相随，皆为变数。
未卜求卦，看似有卦，实乃无卦，小利精艺，中功人助，大成靠道。
无道有道，道亦无道，不可言道，无相有相，有相无相，空色成相。
相藏色空，即空即色，无色无空，若如雷电，亦如雾露，因果不空。
日月轮换，潮起潮落，归于易变，易运始末，皆道之象，象中有相。
溯道穷源，天地为大，生命微弱，厚德积善，色空超脱，不忘初衷。

四、生命多变，遵道而存

天地造化，氤氲气运，人类始生，生命体现，追本溯源，何其而来。
风起沙扬，随风沉浮，遗落万千，缥缈寂寥，落土为尘，滋养生命。
一粒卵子，千亿精子，茫茫人海，彼此相遇，渊源联牵，阴阳合融。
精卵配子，相遇融合，遗传信息，染色体数，一一配对，彼此组合。
单个配子，二十有三，组合倍体，四十有六，承载基因，排列布阵。
基因活动，中心法则，复制转录，翻译蛋白，细胞内外，行使功能。
基因交互，自由组合，连锁互换，若有异变，缺失异位，倒位扭曲。
基因组成，碱基单元，三十亿对，内显外显，启动密码，终止密码。
胞内胞外，环境变化，信号传导，必生内变，干扰稳态，表观改变。
缤纷基因，随机而变，纷繁复杂，变幻无穷，无以预见，皆为变数。
据此理论，人必非人，人无常人，变化莫测，人皆超人，人自灭人。
变亦为道，不变亦道，制衡守道，上下左右，稳重趋变，取其中庸。
宛若银河，寥寥繁星，飘忽不定，道内多变，出道必灭，皆未离道。
生命个体，存生自然，自然乃道，道内多变，敬畏自然，皆是常道。
生命运行，三魂七魄，附着身体，出窍归位，三尺之内，形神一体。

五、阴血阳血，闭合循环

心脏内腔，上下左右，四方排列，上下相通，左右毗邻，各有功性。
新陈代谢，废物残渣，二氧化碳，并入血液，色泽深红，生静脉血。
静脉血性，质地凝重，颜色深暗，活力低下，萎靡不振，谓之阴血。
阴血负重，携带污秽，回流徐行，瓣膜调控，艰难坎坷，多善集聚。
沉积客留，淤塞拥堵，血管膨凸，肌肉萎靡，神经失营，筋骨牵连。
静脉阴血，滞纳堵塞，血色暗紫，血行不畅，肌肉僵硬，活动失利。
针灸艾灸，松解肌肉，激活神经，蠕动血管，松土增流，助血流转。
刺血拔罐，散泄阴血，推陈纳新，助推更替，排除湿寒，松解肌肉。
静脉通道，回流之势，长江航道，逆流而上，闸门次第，司管航行。
动脉末端，静脉衔接，静脉血液，循序回流，顺沿血管，心脏汇集。
回流心区，汇集注入，右侧心房，心房收缩，压入心室，右侧心室。
右室充盈，收缩施压，血液泵出，注入肺脏，分散肺泡，转乘换型。
肺脏呼吸，阴血浊气，呼出体外，吸入清气，顺沿气管，浸润肺泡。
清气精华，结合细胞，进入血液，回流心脏，注入左房，压入左室。
左室充盈，左室收缩，遍及周身，营润脏腑，成动脉血，曰之阳血。
动脉血液，色泽艳丽，鲜红活跃，生机勃勃，布散之处，容光焕发。
动脉循环，阳血润养，心旷神怡，思维敏捷，脏腑活跃，破结化瘀。
动脉修行，阳血运行，水闸泄洪，强力猛进，奔腾之势，波浪滔滔。
天地之间，阴阳运行，万物化生，各展其形，阴阳交融，互为其根。
经脉动脉，阴血阳血，循道阴阳，阴血除垢，阳血开源，循环闭合。
动脉通畅，阳血发力，输运精华，滋养周身，化生能量，驱散污浊。
经脉和顺，阴血承纳，回流心脏，交替循环，动静结合，阴阳合和。

六、任脉督脉，阴阳互根

天地人存，谓曰三才，天圆地方，人体结构，头圆胸方，万物有形。
一座大山，阴阳有分，山之南麓，谓之曰阳，山之北坡，名之曰阴。
藤生山南，日照丰富，茎叶阳绿，草长山北，茎叶柔绿，各呈其美。
一条河流，阴阳有别，河流北岸，谓之曰阳，河流南侧，曰之为阴。
类比人体，阴阳相分，腹前为阴，任脉纵伸，背后为阳，督脉直驱。
腹前任脉，血液伴行，心脏泵血，上下贯通，左右辐射，血行阴处。
追本溯源，心脏之上，主动脉弓，上下分支，左右辐射，主干为轴。
血液汇集，左右收拢，并入主干，上下为轴，回流折返，注入心房。
血液有形，有形精华，滋润脏器，五脏运行，化生动力，功能运化。
任脉走行，气运通畅，血行通顺，流通无阻，映照阴脉，阴脉之海。
后背督脉，上下贯行，中枢神经，枕骨下方，椎管脊髓，上下为轴。
脊髓为轴，主轴为干，神经蔓延，左右投射，密而不漏，辐射脏腑。
督脉走行，吻合脊髓，形为神经，神为信号，经络穴位，调控脏腑。
脏腑呼应，功能和谐，信号回馈，神经活跃，血供通畅，内外一体。
穴位主司，气运枢纽，刺激穴位，激活神经，化生信号，气统形神。
督脉腧穴，有形大手，助力激活，脏腑活跃，力量无穷，谓阳脉海。
前胸后背，任脉督脉，阴脉阳脉，虽有别异，互为其根，互生共存。
感悟阴阳，阴阳合和，阳中生阴，阴中升阳，生生不息，周而复始。

七、阴阳交变，克破病毒

六邪入侵，触伤皮毛，逼入腠理，萎靡气血，阴阳失衡，惊扰身心。
毒邪积聚，顺时蔓延，不断恶化，五行错乱，脏腑失常，六经交错。
古谓六邪，风寒暑湿，燥热六邪，以气为媒，风为邪首，助推五邪。
六邪化生，四季变化，阴阳二气，交遇争锋，胜出败下，呈象六邪。
今曰病原，细菌病毒，真菌虫卵，入侵人体，释放异物，干扰脏腑。
细菌病毒，袭入人体，免疫识别，杀灭攻击，抑杀病原，拒之门外。
免疫低下，正气不足，突破防线，入侵机体，繁殖蔓延，释放异物。
攻击脏腑，炎症发生，机体察视，唤醒免疫，升温发热，免疫风暴。
风暴之下，病原破坏，免疫防护，正邪交争，身体症状，咳嗽发热。
病原肆虐，免疫低下，交互接触，彼此传播，流行开来，传染疾病。
今曰病原，微小生物，古今有别，古论六邪，六邪为气，为之无形。
六邪入侵，强大如洪，主体萎靡，正气不盛，民众病疾，古论瘟疫。
瘟疫传染，天地人分，天人相应，阴阳辨证，以变应变，溯因论治。
六邪寒湿，归属为阴，固本扶阳，以阳抑阴，借阳化阴，助阳克阴。
烈日炎炎，阳气弥漫，秋冬季节，暖意洋洋，驱寒除湿，精神振奋。
居家住所，开窗通风，室内换气，推陈纳新，清气属阳，浊气属阴。
五脏之中，肺脏喜清，吸入清气，呼出浊气，调和肺脏，肺金生水。
肺脏肃降，气运下行，沉降入肾，肾脏藏精，精化卫气，固表强基。
一日三餐，摄入食物，调理有序，味厚属阳，味薄属阴，厚薄相伍。
四时更替，秋冬二季，天气转寒，阴多阳少，多食肉蛋，浓汤调理。
营养丰富，能量充分，升华为热，以热化气，激活脏腑，丰盈营气。
摄入食物，大葱生姜，八角茴香，桂皮大枣，巧妙选用，灵活组合。
病毒入侵，逢遇秋冬，四时五行，属金和水，五脏之中，应合肺肾。
肺脏娇脏，机体门户，病毒入侵，肺脏首迎，侵蚀肺泡，破坏组织。

肺泡破裂，释放病毒，融入血液，动静循环，血液回流，注入心区。
心肺互动，气血循环，侵袭脏腑，五脏六腑，皆受毒害，脏腑抗争。
脏腑联动，结成同盟，各彰功用，前后互动，左右交织，攻击病邪。
心守清净，肺脏纳新，脾运五谷，肝生新血，肾调藏精，五脏协同。
生命抗争，正邪相搏，如战交争，胜败争斗，前方后方，遥相呼应。
机体免疫，先天免疫，后天免疫，细胞免疫，体液免疫，战术交错。
博弈终末，固本培元，正气内存，敌退我进，免疫大军，大获全胜。
生命抗争，病毒一役，历练队伍，组建新兵，免疫防线，再度加固。
病毒繁衍，寄生人体，应变环境，不变相对，与时俱进，变化永恒。
人体主体，客体病毒，阳气丰盛，主体强大，免疫强固，力克病毒。
冬季酷寒，天寒地冻，阴冷寒气，善逼人体，耗损正气，免疫低下。
人体寒湿，阳气不足，阴易盛行，热身助阳，正气内存，自克病邪。

八、葫芦藤下，深悟大道

仁心仁术，传统现代，中医西医，救民水火，纵横探索，前后传承。
病毒万变，仁心不变，仁术归宗，仁术悟道，固本扶阳，正气内存。
人体健康，免疫为基，免疫形成，先天后天，体液细胞，抗体因子。
症象辨证，宏观微观，整体局部，前后因果，主次矛盾，枢关互动。
道术之间，以道取道，得之大道，以术取道，得之小道，道为术根。
智慧开启，心神汇聚，用术专一，心术交融，工患合一，术为道用。
万物相应，家养葫芦，偶有小虫，潜伏其中，日夜啃食，数叶枯黄。
辨其缘由，虫蚀茎叶，破坏皮层，营养不济，供给不力，叶有凋零。
察辨缘由，定虫为害，欲除其害，杀虫为要，选用治术，杀灭害虫。
虫食叶片，叶片残缺，或有空洞，或有月牙，推演开来，不伤叶色。
虫叶表象，按图索骥，一叶障目，不见整体，背道而驰，离道弥远。
答疑解惑，必当慎重，差之丝毫，谬误千里，生命多变，慎察明辨。
数叶枯黄，以叶循茎，沿茎寻根，刨根察土，追溯环境，水肥干湿。
土层板结，压实根系，无以呼吸，寒湿变性，通透不畅，收支渐停。
庞大根系，细枝末梢，久湿溃烂，滋生淫秽，失去活力，无以营叶。
松土为术，除湿散结，激活根系，蔓延周围，营运开启，复发活力。
水肥有度，交互相济，补给阳光，助增室温，供应营养，枝叶渐茂。
除虫松土，皆为术技，明道施术，术为道用，恰到好处，道术合一。
迷失方向，道蒙用术，贻误时机，不明方向，南辕北辙，缘木求鱼。
问道求术，道先术后，厚重有加，重术轻道，本末倒置，离道弥远。

九、元气满满，生命自然

天地仁义，化生万物，氤氲之气，阴阳合和，诞生生命，绵延不息。
长生之术，自古至今，上下求索，灵丹妙药，内悟外修，与日精进。
人之初生，哺乳精华，始成孩提，唯求长生，断绝嗜欲，保存真气。
过劳伤体，力戒劳动，思虑扰心，屏蔽思虑，穷尽思虑，用尽技能。
绝断嗜欲，戒除劳动，锐减思虑，扶正元气，培植正气，免于疾病。
生命自然，生老病亡，循环往复，天地大道，人效道法，追逐自然。
四十岁前，嗜欲劳苦，思虑情志，日生日长，无以规避，皆属自然。
四十岁后，嗜欲劳苦，思虑情志，顿悟生命，修身养性，日减日消。
人之一生，若如万物，花草树木，虫鱼鸟兽，生死之际，皆源气运。
受生之时，已有定分，亦谓定数，根在元气，视而不见，求之不得。
元气固守，依附人体，生命根基，有名无形，主宰行运，启动气血。
生命成形，设有定数，蓄积体内，随行年月，迎合生命，多少随变。
元气燃燃，置薪于火，始燃尚微，渐久猛烈，薪力殆尽，火焰自熄。
元气形性，个体差异，久暂悬殊，薪柴坚脆，体质有别，个性差异。
终无病疾，元气自尽，有病身亡，元气耗尽，油枯灯灭，终命天年。
身染疾病，元气不伤，虽病不亡，或伤元气，病象轻微，多危生命。
先伤元气，后发疾病，病发难治，因病内伤，耗损元气，不可不防。
病发误治，伤损元气，虽伤元气，气运甚烈，尚可保全，审慎辨析。
诊病之际，决判死生，元气存亡，洞察细辨，阴阳通透，百无一失。
元气化生，五脏真精，元气分体，留存根本，谓曰丹田，或曰命门。
元气居处，丹田命门，中内小心，阴阳合辟，呼吸出入，系乎与此。
无火燃烧，令体皆温，无水泽润，五脏皆润，一线未绝，一线生机。
元气存留，所在自然，五脏六腑，交互相连，萦绕脏腑，交互一体。
寒热攻补，不得其道，实处愈实，虚处愈虚，必存一脏，大受伤害。

邪入其中，精不续断，元气缥缈，无所依附，多伤元气，耗损内气。
生命躯体，周身之围，皆宜谨护，用药疗病，养生息调，宁静致远。
唯有上工，运筹帷幄，大道预防，虑在病前，控制病势，力保元气。
托邪推外，邪盛为害，元气未动，正邪交锋，背水一战，正气胜出。
神机明察，妙用道术，造化争权，天下之人，元气自然，终有天时。

十、躯壳脏腑，深求自得

人体经络，十二经脉，十五络脉，纵向走行，横向连通，交织成网。
经络织网，笼罩在外，映象脏腑，脏腑失序，投影经络，内外联动。
凡病发生，必存原因，受病之处，各有部位，经络划分，而后治病。
人体构形，皮肉筋骨，构建塑形，谓曰躯壳，虚在胸腹，脏腑以实。
连续贯通，有经有络，内贯脏腑，运走躯壳，为之道路，传变周流。
邪气伤人，或在皮肉，或在筋骨，或在脏腑，或在经络，舍无定处。
邪气走行，变化多样，或有相传，或不相传，久而相传，久终不传。
大端呈象，中伤经络，邪易相传，初不在经，或有病甚，流注经络。
经络发病，深入脏腑，五脏六腑，交相呼应，五行生克，循序相传。
躯壳疾病，审慎洞察，皮肉筋骨，唯患疾病，不入经络，病不传变。
识病之人，直指病处，折射脏器，定位筋骨，投影经络，悉知传否。
六经传变，沿经跳跃，经终之处，辨析洞察，八纲明悟，灵活组方。
不识病根，廖举一经，以籍借口，夸谈颇识，实与经典，全然不解。
治病难易，病发经络，多易救治，病在脏腑，多难救治，病多危重。
外邪入侵，皮肉筋骨，病多难治，未累脏腑，莫贻时机，培植正气。
躯壳脏腑，经络交织，明审经脉，针灸用药，遍察内外，深求自得。

十一、表里上下，八纲辨证

审辨症候，断定轻重，治病难易，先知阴阳，通透表里，洞察浅深。
知病浅深，先知发处，体质各异，虚实差别，表里存异，上下有殊。
病发于表，皮肉筋骨，病发在里，脏腑神经，经络走行，贯乎其间。
居表疾病，易治难亡，发里病疾，难治易亡，表里别异，审慎八纲。
个体异质，病发之处，或表或里，各有千秋，不可偏执，混一而论。
病本在表，渐传于里，病本在里，波及入表，内外兼病，病发难治。
上半身病，发病呈象，多近于热，下半身病，发病呈象，多近于寒。
发病呈象，或上或下，寒热各异，虚实有别，各有异象，不可执论。
病本在上，逐传于下，病本在下，渐传于上，上下兼病，亦不易治。
无病处多，有病处少，精力尚存，犹可维持，正气渐充，邪气自去。
生命躯体，无处不病，发病根源，根于元气，驱病之本，复原元气。
善为上工，知病走势，盛而必传，预防为先，无使结聚，杜绝泛滥。
工治病疾，防邪合并，治在未病，病已传变，必先求本，后求治标。
病发之际，轻重缓急，个体异质，辨证施治，阴阳为本，培植正气。

十二、阴阳升降，相制守衡

天人相应，人体呈象，若如天地，天生阳气，藏于地中，谓之元阳。
元阳之外，守护身体，谓曰浮阳，浮阳缥缈，顺应天地，与时升降。
人体阳气，藏于肾中，四布周身，唯有元阳，盘根固守，不离其位。
太极构图，中心白圈，即为元阳，始终不动，唯白圈外，阴阳划分。
药性发汗，鼓动浮阳，走行出入，营卫之中，驱散邪气，阴阳平衡。
元阳一动，元气漓出，发汗太过，动扰元阳，逐折元阳，亡阳之患。
病发至深，发喘呃逆，耗损元气，阳越之虞，病发危重，顷刻之间。
用药救治，重用参附，镇守之药，以坠安阳，元阳归位，身体安然。
内气萎靡，元气虚弱，用药救治，升提发散，最防关隘，阳虚散越。
人体阴精，不患其升，唯患其竭，枯竭干枯，精液不布，干枯燥烈。
阴精耗竭，廉泉玉英，毫无滋润，舌体干燥，嘴唇灼焦，皮肤粗槁。
气运行令，天气不降，地气不升，唯阳独孤，无依无附，害不旋踵。
阴精所奉，人多长寿，阴气有余，涌出上溉，阳气有余，内守强固。
阴阳有序，发病易愈，发病预防，审慎救治，慎毋越阳，耗竭其阴。

十三、经络脏腑，审慎根源

天人相应，人之身体，应象天地，天之阳气，藏于地中，谓曰元阳。
元阳之外，气运守护，谓曰浮阳，浮阳缥缈，与时升降，守护生命。
病从内出，必由脏腑，病从外入，必由经络，病发性状，凿凿可征。
病发呈象，怔忡惊悸，多源心病，泄泻胀满，肠胃疾病，多易知晓。
发病呈象，同为寒热，六经各殊，同为疼痛，筋骨皮肉，痛处有别。
脏腑发病，反现肢节，肢节有病，根源脏腑，内外表里，相互印证。
不究病根，漫然救治，寒热发病，非彼寒热，痒痛发病，非彼痛痒。
病发根源，全然不知，无病之处，反以药攻，诛伐无过，助推故病。
新病复起，反增他病，复治病增，复来病疾，不知从来，杂药乱投。
根源不明，阴阳不辨，用药不当，违逆大道，愈治病疾，邪愈纵深。
善治病疾，经络脏腑，先分别类，七情六淫，归行消散，择经定脏。
择脏选经，对病用药，古圣用方，分毫不差，而后治疗，立竿见影。
治病无效，不咎用药，反咎他理，病不应药，理络定脏，审慎根源。

十四、经络脏腑，有分有合

疾病发生，症候呈象，投影在外，折射于内，病发分处，经络脏腑。
经络脏腑，立经著说，顿悟辄止，拘泥附会，误认穿凿，多生谬误。
治病之法，技术各异，或有必求，经络脏腑，或可不必，变通用术。
人体气血，周游全身，无所不至，药味呈性，寒热温凉，有毒无毒。
药物走行，伴随血液，升发气运，移动停留，惟妙惟肖，无微不至。
药物性味，如参补类，无所不补，砒鸩之类，无所不毒，非专一处。
通透气血，悉知药性，通治方药，如紫金锭，至宝丹类，治病甚多。
天地气运，化生万物，万物玄妙，用其长处，多可入药，皆显奇效。
专通气运，无气不通，善为解毒，无毒不解，能耐消痰，无痰不消。
天南海北，天地灵气，日月精华，药物汲取，各塑所长，各显其专。
药物成分，不计其数，性味呈现，多姿多彩，整体大略，善入某经。
人体发病，症候各异，用药治病，必有专长，籍药之长，纠体偏性。
六经辨证，发病呈象，症候各异，寒热往来，柴胡汤方，宜少阳病。
畏寒发热，桂枝汤方，治太阳病，肢体大热，葛根汤方，从阳明病。
止休寒热，身已畏寒，除却大热，药味柴胡，桂枝葛根，自显专长。
病发经脉，药合经脉，用药组方，药物功能，潜入多经，非在一处。
某药发力，专治某经，平凡大略，某药性味，独治某经，尚存片面。
某经发病，当用某药，多经入循，某药性味，不入他经，多不可能。
不明经络，不悟气运，不通药性，用药乱投，失治广泛，审慎效用。
执经用药，拘泥药味，八纲不辨，主次不分，反能致害，贻误治疗。

十五、肾脏藏精，收支自然

机体运行，气血津液，化生精华，精华化气，气运并经，维持生命。
肾脏精藏，尽人皆知，精有化生，精有收藏，精有外出，精有耗损。
人体之精，肾中脂膏，藏在体内，长存盈满，守护元气，生机旺盛。
五脏肾脏，藏精之处，盈满不亏，若井之水，日夜充盈，生命长存。
房室交媾，泄出精液，或有病发，滑脱耗精，逐日补生，乃曰日生。
精有耗去，亦有再生，唯有用去，亦不再生，犹井中水，日日汲取。
精不见亏，终年不汲，不见其溢，井道之中，不可不革，受革纳新。
天下之理，总归自然，肾气盛大，多欲无伤，肾气衰弱，自当节养。
纵欲不节，若一水井，浅狭小井，汲取无度，日久之后，必有枯竭。
身体强壮，偶有绝欲，无咎无誉，无错无对，唯有肾气，内略坚实。
内精涌动，日久化火，浮火不动，唯有阴阳，阴阳相守，平衡安泰。
浮火燥极，蠢蠢欲动，强行压制，浮火化邪，无处发泄，火邪生害。
精因火动，偏离本位，必现头眩，目赤身痒，腰部隐痛，睡梦遗泄。
浮火化邪，强制不发，邪毒内积，无以释放，或发痈疽，皮外受累。
精之为物，有形有象，守护生命，自然变生，欲动则生，不动不生。
自然不动，多有补益，强制压抑，化邪生害，过用无度，多有衰竭。
任其自然，无所勉强，保精之法，道法自然，自然之道，长生之诀。

十六、脏腑气运，生命根本

生命运行，五脏六腑，气运行令，化生精华，滋养周身，折射荣光。
守护生命，源于元气，外邪内患，身患病疾，伤耗元气，病逐危重。
元气脱失，五脏六腑，皆失气运，折射经脉，气运萎靡，营卫失序。
元气深固，根深不摇，身体强健，一脏一腑，气运断绝，投影生命。
心脏与脑，主司神明，心气断绝，意识昏昧，不知世事，精神错乱。
肝脏藏魂，喜怒无节，怒多伤肝，肾主藏精，肾气断绝，阳道萎缩。
脾司运化，脾气断绝，食入不化，肺主肃降，肺气断绝，气促声嘶。
五脏六腑，交互表里，六腑空腔，失其功运，断绝呈象，气象昭然。
五脏六腑，气运行令，内气尚存，折射生命，气血丰盛，判辨明晰。
脏腑之中，唯有肺脏，主司换气，亦为娇脏，肺气断绝，危在旦夕。
人体肺脏，脏腑华盖，脏腑功运，赖以气运，肺脏气绝，脏腑无禀。
人体脏器，察气绝否，甚或不甚，观察别脏，盛衰变化，功能运行。
更观后天，摄入饮食，定性吉凶，期修长短，皆在目睹，非臆妄说。

十七、君火相火，上下呼应

五行五脏，君火相火，心脏之火，谓曰君火，肾脏之火，谓曰相火。
五行心脏，心脏属火，居位上焦，纯阳之脏，一身之主，名曰君火。
下焦肾脏，离心相远，水中之火，殊异心火，名为相火，似属非宜。
天地气运，阴阳化生，五行演变，心脏藏火，人体肾脏，亦有存火。
心火呈象，火中之火，肾火之象，水中之火，肾火守下，心火守上。
上中下焦，谓曰三焦，火运走行，引领二火，彼此相交，温煦脏腑。
心火启动，肾中相火，呼应上随，肾火涌动，心中君火，走行下随。
心火善动，肾火多静，病发心脏，肾火涌动，心火不动，独伤肾脏。
气运行令，治火有法，君火相火，先审发处，溯源归本，组方用药。
君火发病，治疗心火，用药苦寒，治疗肾火，组方用药，药味咸寒。
心肾二脏，阴精亏虚，阴不制火，宜取二脏，阴药补益，借阴摄阳。
肾火脱轨，回阳固肾，用药组方，多宜温热，与治心火，迥然有别。
五脏气运，皆易化火，心肾二脏，多善躁动，论病救治，法宜详究。
心包之火，发病之际，症候呈象，怔忡面赤，烦躁眩晕，定性相火。
君火之旁，心脏心包，名为相火，多存疑问，实属错误，无根无据。

十八、雪崩奇幻，五脏戒崩

辛丑初春，携友前行，至卡普切，冰川迷人，安营扎寨，欣赏雪景。
忽闻巨响，惊天动地，冰川崩裂，洁白雪云，浩浩荡荡，奔涌而下。
白雪化云，气势磅礴，白云翻滚，势不可挡，沿谷蒸腾，顺势蔓延。
弥漫山体，直扑湖面，格调分明，壮观绝美，震撼身心，触及灵魂。
雪水交融，缥缈之气，化为彩虹，霞光折射，映入眼帘，美不尽收。
天设圣地，神造仙境，人梦佳境，恍惚之间，感慨万千，敬畏自然。
自然奇美，鬼斧神工，自然嬗变，变幻无穷，静待花开，恍然明悟。
自然玄妙，妙不可言，万物恬静，其乐无穷，从容自在，悠悠己心。
天地之间，天人相应，始于一气，气运凝聚，汇聚成形，化生万物。
元气汇聚，逐有生命，化生五脏，五脏实质，外形各异，各司其职。
脏如冰川，冰川如脏，崩裂蒸腾，缥缈之间，回归为气，充斥脏腑。
脏腑紊乱，心智昏暗，精神恍惚，六神无主，不知所措，浑浑噩噩。
五脏禁忌，心脏忌堵，肝脏讳郁，肾脏戒塞，脾脏恐实，肺脏忧满。
脏腑一体，五脏通畅，折射六腑，气血和畅，营卫盈盛，生命和谐。
五脏气滞，五行错乱，前后牵动，交互相克，翻江倒海，营运失序。
冰山崩后，待至气散，风平浪静，始现彩虹，光彩怡人，万物复苏。
七彩有色，挂于苍穹，缘于风雨，风雨变幻，气运交争，唯求平衡。
七彩无色，藏于心间，缘于定慧，心平气和，不忘初心，不负使命。

十九、心脑呼应，真情归一

五行五脏，心为君主，心主神明，喜怒哀乐，悲欢离合，皆系连心。
心脏有形，宛若仙桃，划分四屋，两房两室，血液循环，各司其职。
静脉血液，集中回流，注入右房，右房收缩，施加压力，压入右室。
右室泵出，抵达双肺，双肺收缩，动脉血液，收集回流，压入左房。
左房收缩，逼压血液，注入左室，左室收缩，压入动脉，周游全身。
接纳贮存，注入泵出，别无奇异，亦无神秘，左右循环，构建回路。
心脏无形，千年古树，外形颜色，目可视之，神韵未知，唯有感悟。
形后藏神，源于气主，气化神明，神明有名，心脑运生，化生智慧。
人体脏器，五脏六腑，实质器官，命名为脏，空腔器官，命名为腑。
五行先立，后名五脏，奇恒之腑，肇始研究，脑为髓海，归属奇恒。
大脑外形，状如核桃，外壳颅骨，内膜脑膜，分为左右，功性有别。
沟回盘绕，覆盖其表，内存资料，信息加工，各归通道，交织联动。
耳闻目染，味觉嗅觉，毛发皮肤，接触交流，信号入脑，投放一隅。
信息处理，化生六欲，六欲纠葛，派生七情，七情源气，错综运动。
气为血帅，血为气载，心脏藏血，必受其扰，藏出不畅，盈润失序。
六欲七情，由脑而生，无色无形，为之一气，首冲心脏，胸中投影。
气血盈亏，阴阳失和，五行生克，其余四脏，难逃其累，交互受挫。
心脑之间，七彩霓虹，奇彩异呈，源于光源，脑为光源，显像心脏。
光源发散，呈现七彩，七彩于灯，灯亦心脏，呈现七情，心脑一体。
六欲七情，视为表象，人为圣贤，有情有义，内有神明，修心明德。
神明为善，善成大爱，化为真情，真情归一，心无住相，何来七情。
无情无欲，无贪无嗔，无喜无忧，无恐无悲，无我无心，神明逍遥。

二十、悟心肝肾，三者同源

五行五脏，相生相克，肾水生木，肝木生火，心火生土，脾脏归土。
肾为肝母，二者同源，亦有其别，男性归阳，女性归阴，阴阳有分。
女性心细，思维缜密，时常忧虑，多易生气，气弱易闭，壅塞经脉。
气闭瞬间，无力推行，气不畅行，无有纳新，聚散失衡，堵多通少。
气为血帅，气运不畅，血行过缓，时而停滞，滞留乏氧，脏腑萎靡。
氧不润脏，脏器郁结，结节病变，病变失控，营卫失司，外邪易侵。
五脏行运，秩序恶化，不可逆转，摧毁脏器，亡阳徐久，为时已晚。
性格有别，阳光之人，先天秉承，云游好动，敞开胸怀，喜善交友。
上下对比，左右思索，天地之间，人生之事，十有八九，多不如意。
试问何因，天行宏图，殚精竭虑，一气尚存，自强不息，唯美随缘。
勇气正气，浩瀚苍茫，精化为气，气变真神，循环叠加，精神内守。
阳化为气，阴聚成形，调理身体，滋阴补阳，固本强体，扶植正气。
世人壮阳，穷尽技法，人体肾阳，有形之阳，无有超脱，实为小阳。
人体大阳，置之寰宇，遵天之道，明地之理，浩然正气，存留身体。
立于天地，德道勤修，不敢怠慢，舍己忘我，精诚为国，报效国家。
滋阴之法，追本溯源，肝为心母，母子连心，交互感应，心心相印。
子千里外，饮食起居，居家出行，牵连母心，昼夜不安，惴惴母心。
何以除忧，琴棋书画，临渊赏鱼，笑看花开，云舒云展，养心于间。
古寺钟声，禅茶一味，清心祛烦，神明自守，滋润身心，魂魄归一。
滋阴妙法，贵在疏肝，疏肝之道，贵在养心，心肝同源，相依相守。

二十一、先天后天，固守肾气

生命肇始，藉以气生，气化为精，以精为基，驱动分化，化生人体。
混沌朦胧，首生右肾，次生左肾，肾气驱动，五脏六腑，顺次而生。
五脏之中，肾脏藏精，元气汇聚，宛若薄雾，悬于腰间，承上启下。
肾气无形，氤氲白带，下接地气，上通阳气，阴阳交合，若增若减。
左右二肾，相火命火，水火相搏，化生能量，营运脏腑，固形守神。
肾脏有形，脊柱两侧，状如豌豆，动脉静脉，血液交换，离子吸收。
肾脏有质，皮质髓质，水分过滤，生成尿液，顺延尿管，注入膀胱。
肾脏无相，元气汇聚，化生元精，点燃真神，精气神存，守护生命。
肾脏无色，亦水亦火，水润万物，火启生机，气盛精满，永葆活力。
世人补肾，内腰外腰，海马鹿茸，补肾壮阳，不明阴阳，穷尽阳物。
繁华闹市，乐于视频，夜市酒吧，灯红酒绿，沉醉街头，醉生梦死。
蝇头小利，趋炎附势，口是心非，心猿意马，魂不守舍，身不由己。
节律错乱，神不内守，徒耗阴血，阴血不足，弗生阴精，精不养气。
阴精匮乏，阴中生阴，无以化阳，阳气无补，与日递减，正气萎靡。
阳气殆尽，触伤元气，元气渐耗，真气用尽，魂魄分离，油尽灯枯。
真神脱壳，空留凡体，回归六道，周而轮回，行尸走肉，无以超脱。
欲补肾气，先守元气，欲守元气，神明无私，大爱厚德，精神内守。
恬淡静思，以德明智，以智生慧，以慧生道，遵道而行，事半功倍。

二十二、肺朝百脉，人体华盖

人体肺脏，居位胸腔，左右两叶，左二右三，收缩舒张，联动心脏。
肺脏上延，衔接气管，平行食管，合并至咽，三通地带，开窍鼻孔。
气管下延，主次层叠，错落有致，肺泡汇聚，附着气管，串串葡萄。
舒张期间，吸入氧气，气管下行，浸润肺泡，结合入血，为动脉血。
动脉血液，颜色鲜红，充满生机，返回左房，压入左室，心室收缩。
血液泵出，周游全身，滋养脏腑，宛若灌溉，润泽田苗，焕发生机。
细胞获氧，物质转化，电子传递，能量生成，助推催化，激活细胞。
循环终末，碳氧结合，化生浊气，二氧化碳，游离出膜，结合蛋白。
动静末端，浊气融血，颜色暗紫，生静脉血，活力萎靡，循环迁回。
返回右房，压入右室，心室收缩，泵出至肺，滞留肺泡，静待排出。
肺脏收缩，浊气排出，收缩舒张，氧气纳入，舒张收缩，周而复始。
肺脏呼吸，实为气运，气行在先，血行在后，气为血帅，气血同源。
气融于血，血润之处，筋骨脏腑，化营聚精，精腾为气，折射经脉。
气运生热，和煦周身，动力启动，精血化气，悟明气血，血为气母。
气血互动，气推血行，血至之处，滋养万物，运化有力，生机勃勃。
由内至外，脏腑化气，投射体表，映象经络，经络营运，肺朝百脉。
呼吸不休，清浊二气，周而往复，交接之市，动静末端，曰微循环。
肺主皮毛，人体肌肤，遮覆躯体，玄府亿计，皆为末端，开阖无常。
寒暑燥湿，冷热风雨，过往玄府，阴阳不和，冷暖不适，皮毛牵肺。
邪入肺脏，肃降无序，融氧受限，能量匮乏，阴精不丰，枯萎皮肤。
正气不盛，肌肤失固，六邪惊扰，邪魔乘入，皮毛无主，肺主皮毛。
呼气吸气，肺为窗户，六邪转换，皆可成气，化生淫邪，先入鼻腔。
下沿气管，逐次过滤，肺脏受纳，首当其冲，最先受累，破坏肺泡。

万物化生，天地相应，自有其道，脏腑亦然，肺脏存生，防变求生。
推而广之，稍有不适，未雨绸缪，以柔克刚，倍加关注，肺乃娇脏。
气引血行，血润脏腑，脏腑有序，阴平阳秘，肺为华盖，滋润皮毛。

二十三、脾脏胰腺，和合一体

五脏之中，脾主运化，腐熟五谷，五行属土，脾胃之间，互为表里。
历代医家，重视脾胃，代谢五谷，化生精华，滋养脏腑，后天之本。
脾脏位置，膈膜居下，腹腔之内，身体左侧，胰腺毗邻，胃底擦肩。
现代医学，脾之功能，亦非消化，免疫器官，主司防御，分化细胞。
后天免疫，细胞体液，平分秋色，细胞免疫，籍 T 细胞，攻击病原。
体液免疫，基 B 细胞，激活分化，生成抗体，结合病原，识别清除。
B 类细胞，髓生先祖，先祖出关，历尽沧桑，抵达脾脏，脱胎换骨。
居住脾脏，定居成家，至臻成熟，擒拿格斗，刀枪剑戟，样样纯熟。
至此看之，脾脏功能，重在防卫，构建防线，化生卫气，金刚护身。
脾脏隔墙，胰腺兄弟，腺体组织，形若树叶，质地柔软，腺泡叠积。
深藏隐匿，功能奇异，分泌激素，调顺机能，化生酶类，主司消化。
胰腺奇特，酶类丰盈，自身异变，消融自体，化为浆液，吞噬殆尽。
胰腺炎症，谈胰色变，发病迅速，来势凶猛，性情难控，防不胜防。
食味肥腻，肠胃负重，酶众不足，无以消化，腹腔疼痛，源多胰腺。
饥饿疼痛，胃壁收缩，蠕动过缓，交互摩擦，隐隐作痛，因多在胃。
呼吸停止，生命终止，胰腺自融，化生水液，有形胰腺，无影无踪。
医家熟知，腹腔左侧，存一脏器，主司运化，腐熟五谷，化生精华。
穷究其源，劈胸剖腹，实质脏器，独留脾脏，有形有名，存留膈下。
脾脏无形，脏象溯源，泛指一域，腹腔左下，脾脏无名，脾胰合用。
五行之中，脾为中土，位居中央，健脾养胃，滋养四方，后天之本。
东南西北，四方生气，借风而行，秉性各异，搏击中央，守护后天。
愤怒之气，狂喜之气，忧虑之气，恐惧之气，交融叠加，惊扰脾土。
金木水火，委屈化气，侵扰脾脏，不见其形，却留其影，概言脾气。

脾易生气，气逆血滞，血滞生郁，郁久堵塞，脾脏肿大，运化失司。

脾生病疾，源于四方，稳定四方，心脏藏神，神明主宰，静悟觉正。

一壶茗香，静坐思过，深悟毕生，正视生命，宠辱不惊，神明致远。

二十四、髓海静美，五脏和谐

脑为髓海，海之博大，必有活水，髓为活水，骨髓精微，补充髓海。
精化生髓，血生精华，脾脏运化，五谷生血，五脏协同，化生精髓。
五脏紊乱，脏气上逆，直冲髓海，借风推浪，波涛汹涌，难以平静。
怒气伤肝，肝气上窜，怒发冲冠，大脑膨胀，思绪混乱，阻滞血行。
恐则伤肾，肾气失固，遇事惧怕，风吹草动，惴惴不安，若有所失。
过喜伤心，心气蒸腾，巅迷狂乱，不知所措，神明无主，智慧蒙尘。
忧则伤肺，肺气不足，忧心忡忡，气不统血，气血无力，难润脑部。
过思伤脾，脾实健运，运化无力，五谷滞留，腐熟迟缓，生血维艰。
髓海波澜，五脏生情，五情归一，神明失聪，化一浊气，扰乱阴阳。
推陈纳新，充盈髓海，五脏精血，先天后天，亏处有补，源源不断。
五脏五情，五情演生，源于神明，神明之府，心脑君主，静可生慧。
神明无形，无形之根，根植在脑，脑生五情，投射脏腑，回馈于心。
神明错乱，根源在脑，驱动于心，投影脏腑，连杆反应，上下互动。
去贪嗔痴，修心养性，明悟身心，髓海恬静，静中生慧，慧载大德。

二十五、五气五味，脏腑相应

五行五味，药物食物，五种气味，臊焦香腥，腐合五气，滋养生命。
天以五气，五气入脏，食养人身，臊气入肝，焦气入心，香气入脾。
腥气入肺，腐气入肾，五气五性，五性五脏，依次归属，协同发力。
味觉器官，感知酸苦，甘辛咸味，阴阳归属，气性属阳，味性归阴。
气味并性，五气五味，合应四性，寒凉归阴，热温归阳，决药归经。
精藏于肝，肝脏主筋，性喜舒达，其病惊骇，其味喜酸，臊气入肝。
藏精与心，心主血脉，心主神明，病在五脏，其味喜苦，焦气入心。
藏精于脾，脾主肌肉，病在舌本，其味喜甘，臭气入脾，喜燥恶湿。
藏精于肺，肺主皮毛，病发在背，其味喜辛，腥气入肺，五行归金。
藏精于肾，肾脏主骨，相火命火，故病在豀，其味喜咸，腐气入肾。

二十六、后天之本，关爱脾胃

普天之下，世人皆知，以食为天，一日三餐，摄入食物，来去匆匆。
牙齿咀嚼，口腔吞咽，穿越膈膜，途径贲门，抵达胃内，加工处理。
生命脏器，胃体空腔，舒张收缩，搅拌食物，腐熟变性，以利消化。
胃中内膜，分泌黏液，运动搅拌，润泽食物，光滑研匀，庇护内壁。
胃内环境，极酸之地，稍稍不慎，打嗝泛酸，呃逆上行，刺激咽喉。
胃内酸液，暗藏奇妙，口腔食物，细菌真菌，虫卵异物，混杂其中。
病菌遇酸，破坏菌体，干扰功能，破除活力，消除隐患，稳定肠道。
胃内食物，搅拌翻腾，润泽酸化，胃壁收缩，下出幽门，注入小肠。
五脏之中，肺脏娇脏，六腑之中，胃为谷海，五谷管家，收纳加工。
嗅觉味觉，美味佳肴，迎合感觉，一时之美，狼吞虎咽，无所忌惮。
高兴伤感，白酒红酒，一时之快，推杯换盏，不醉不归，伶仃大醉。
酸甜苦辣，甘甜肥腻，生冷干硬，稀稠生熟，从无禁忌，狼吞虎咽。
贪图美味，食入口腔，吞咽越喉，顺沿入胃，有苦有难，不再问津。
胃内不适，饱受委屈，如若可忍，自我修复，从不抱怨，坚守岗位。
日复一日，年复一年，皆有其度，越其疆限，因果相随，损伤在胃。
胃体萎靡，黏液减少，损伤内壁，胃内溃疡，渐渐化脓，细胞变性。
累伤细胞，凋亡枯萎，细胞失活，汇聚结节，层层叠加，塑成肿块。
细嚼慢咽，喜温忌冷，喜润恶燥，口味适宜，摄入有度，饱食七成。
散步郊游，煮茶论道，疏肝调脾，颐养身心，培根胃气，助推运化。
后天之根，胃气喜通，胃气喜顺，胃气喜和，胃气须护，胃气须养。
元气化生，先天后天，互为其根，后天之气，脾胃生化，运化五谷。
脾脏与胃，二者表里，食欲信号，折射排斥，胃内不适，胃不接纳。
不纳五谷，家有巧妇，锅内无米，无以运化，后天之精，与日逐损。
后天之精，损多补少，脏腑失营，必耗先天，先天匮乏，必生重疾。

二十七、小肠蜿蜒，细菌汇聚

世人皆知，身体是铁，食物乃钢，一日三餐，纳入食物，不可缺少。
摄入五谷，胃中食物，搅拌润泽，酸化除菌，出幽门关，转入小肠。
小肠三分，十二指肠，空肠回肠，前后相随，蜿蜒迂回，萦绕肚脐。
成年之后，人体小肠，前后计长，四至六米，外形错综，有序交织。
空肠回肠，亦非独行，系膜连结，盘旋迂回，错中有序，层叠有秩。
系膜内外，血管丰富，淋巴密布，神经交织，小肠活动，监视动静。
小肠内壁，杯状细胞，潘氏细胞，吸收细胞，错落有致，交错排列。
细胞外形，其表各异，分泌吸收，免疫防护，维系稳定，各司其职。
肠腔之内，酸碱适宜，细菌定植，种族繁多，繁衍汇集，不计其数。
细菌社区，组成群落，相互协作，各尽其能，分解转化，乐于助人。
摄入食物，腐熟分解，转化降解，吸收精华，滋养周身，摒弃糟粕。
小肠细菌，腐熟吸收，酿造醇浆，五谷蒸煮，以水为媒，添加窖泥。
窖泥为基，繁衍开来，发酵五谷，化生精微，五谷精华，融入血液。
肠道细菌，肉蔬蛋奶，五谷杂粮，合理搭配，构建营养，菌群益生。
偶有恶嗜，酸碱失衡，异族入侵，社区失控，运行无序，抑制消化。
老虎狮子，猎豹雪狼，肉食动物，肠道系统，约三米长，多善通畅。
猛兽摄食，鲜肉蛋奶，虽难消化，肠道短小，寸彰所长，通利有力。
小肠消化，若如力气，量力而行，纳入食物，不可偏执，均衡搭配。
小儿贪吃，积食腹胀，滞纳小肠，壅塞不畅，无以下行，憋胀难忍。
肠道拥堵，牵动系膜，干扰血供，紊乱神经，疼痛叠加，翻江蹈海。
人体腹部，脐为神阙，先天后天，贯通纽带，腹腔内外，门户枢要。
腹部肚脐，要塞关口，寒气入侵，小肠收缩，肌肉痉挛，牵拉系膜。
小肠壅塞，久而久之，神经紊乱，牵肠挂肚，惯为常态，累伤结膜。
小肠喜暖，舒展自如，小肠喜畅，阻则气滞，通则欢喜，喜笑颜开。
小肠喜动，若塘中水，动利抑腐，清多浊少，益生精华，滋养脏腑。

二十八、气运不休，大肠蠕动

五谷转运，化生精华，代谢废物，垃圾糟粕，生成排出，一日大事。
摄入食物，小肠吸收，剩余糟粕，转入大肠，浓缩成型，形成粪便。
大肠四分，盲肠结肠，直肠肛管，吸收水分，固形大便，排出体外。
大肠壁厚，收缩舒张，顽强有力，分节成袋，有序容纳，传递联动。
一日大便，二至三次，软硬适度，排出有形，色泽有常，通畅无阻。
久坐不动，饮水匮乏，摄食干硬，大便结块，壅塞难下，通行停滞。
大肠拥堵，结块挤压，密实肠内，蠕动受制，肠气无生，排便困难。
粪便干燥，摩擦内壁，损伤表皮，炎症积液，创面水肿，多生息肉。
久不排便，糟粕腐败，恶化变质，滋生毒素，侵袭表皮，融入血液。
毒素日积，无以驱除，蓄积体内，循环蔓延，疔毒疮疖，善发肌表。
饮水亏少，大肠干燥，粪便叠加，拥堵肛门，多生便秘，排便痛苦。
每遇蹲厕，久坐不起，虽有其意，无以解忧，疼痛憋闷，无以释怀。
偶有排出，划破肛壁，大便带血，逼出肛管，连累肛肠，大肠脱垂。
饮食不节，暴饮暴食，喜嗜怪味，生冷无忌，破坏肠气，菌群失序。
偏执摄食，杂菌丛生，转化吸收，干扰运化，大便糖稀，奇臭难忍。
管控嗜好，荤素合理，冷热适宜，多饮开水，迈开双腿，助推运化。
大肠健康，内求之法，合理摄食，重唯爱惜，外求之道，贵在运动。
肺与大肠，二者表里，肺主呼吸，肃降之间，运气行令，升清排浊。
气可统血，血水交融，不分尔我，运行周身，滋养脏腑，多有受益。
在上为口，其下肛门，食管胃部，小肠大肠，贯通一体，气畅通行。
五谷摄入，水气贯通，水润五谷，五谷化精，精中生气，通畅一体。
气力行令，气伴运化，自上至下，顺次下沉，通畅上下，助推排便。
水润万物，万物化生，源之于气，万物幻灭，化生为气，归于为无。
水利脏腑，滋润大肠，一杯清水，大肠康健，贵在气运，气缘运动。

二十九、肝脏胆囊，易通讳堵

肝脏居处，隔膜下方，腹腔之内，右上之地，五脏将军，藏血藏魂。
肝脏胆囊，二者表里，胆囊空腔，嵌合肝下，不离不弃，肝胆相照。
肝脏重器，助推运化，分泌胆汁，无问西东，流入胆囊，胆囊受纳。
胆囊陪伴，鞍前马后，储存浓缩，收纳排出，肝胆相照，兄弟情深。
胆汁味苦，汁液黏稠，抑郁气滞，堵塞胆管，久积不排，胆囊膨大。
苦味归寒，极寒之地，天封地冻，河面结冰，阴聚成形，胆汁结块。
结块不消，久而久累，如若冰川，坚硬无比，亦成磐石，谓曰结石。
人生之事，十之八九，不尽人意，思来想去，难消心愁，化为怒火。
怒则伤肝，怒火难消，灼烧气滞，苦不堪言，肝脏郁结，伤及肝胆。
六腑空腔，胆囊健运，源之于气，心气和顺，调和胆汁，疏解胆道。
胆囊功运，水到渠成，受纳排出，出入有序，动静互补，循环通畅。
摄入膏脂，胆汁泵出，有序外排，注入小肠，助推消化，稳定脏腑。
胆囊通畅，虽纳苦汁，注入小肠，苦自消融，苦尽甘来，苦即为甜。

三十、膀胱尿瓮，最忌沉渣

脏腑之中，肾与膀胱，二者表里，肾脏滤过，水液吸收，化生尿液。
尿液下行，沿输尿管，注入膀胱，汇集储存，信号反馈，欲溢则排。
膀胱空腔，内壁光滑，有序运动，收缩舒张，调控存储，盈亏有度。
人体尿液，代谢废物，与水伦色，常态之下，颜色浊黄，气味臊烈。
尿液异变，气味淫浊，其性属阴，发酵腐臭，阴中至阴，易伤脏腑。
冬夜难熬，频频排尿，初春花开，晨起漫步，察觑尿瓮，沉渣泛生。
偶有所悟，身体膀胱，收纳尿液，置放其中，功性类比，若如尿瓮。
排汗运动，饮水甚少，机体循环，蒸腾浓缩，尿液注入，密闭其内。
膀胱密闭，尿液发酵，沉渣滋生，膀胱内壁，黏附污渍，损伤膀胱。
沉积污渍，久而久之，细胞失常，组织郁结，纤维变性，脓肿癌变。
一日之中，工作繁忙，无暇饮水，躯干体位，久坐不动，压迫腹腔。
久而久之，尿液浓缩，沉渣着肾，肾脏炎症，滚动吸附，膨生结石。
尿道狭窄，三处隘口，腔隙沉渣，堵塞隘口，输尿管道，内生结石。
肾脏膀胱，尿液循环，易通忌堵，尿液生成，推陈出新，规避腐变。
水润万物，肾脏膀胱，以水为媒，水气互生，排泄通畅，预防其变。

三十一、肝喜舒达，开窍于目

五脏之中，肝脏开窍，目为投影，象变异呈，酸涩昏花，折射肝脏。
肝胆之间，二者表里，化生酶类，分解毒素，生血藏血，脏腑和谐。
胆经运行，起始终止，晚十一点，凌晨一点，谓曰子时，调和胆囊。
肝经行令，子时之后，在之丑时，凌晨一点，终于三点，舒达肝脏。
时空隧道，贵有静养，守神酣睡，放空肝胆，缓冲脏腑，恢复性能。
子时丑时，熬夜不寐，肝脏胆囊，持续运行，耗损阴血，累伤脏器。
脏腑萎靡，循环失序，化生力弱，阴血不盛，血供不丰，无以润泽。
阴精匮缺，框内眼球，滑润受限，摩擦力大，干涩酸痛，疲惫不堪。
保护眼睛，润泽眼球，源于房水，外现泪液，皆属阴精，脏腑化生。
化生阴精，脏器做功，以血为媒，滋养细胞，追溯阴精，血液精华。
肝脏生血，肝脏受累，造血障碍，血量匮缺，细胞萎靡，阴精难丰。
津液干枯，目疾成象，亦表亦里，由表及里，表里统一，辨证对待。
气血津液，行运周身，各有侧重，表象假象，标本有别，贵辨真相。
五脏实质，肝喜舒达，通畅为本，心旷神怡，气流通畅，气统血行。
遇事发怒，错乱神明，怒目而视，火冒金星，气滞血瘀，肝脏淤塞。
脏腑失衡，运行不畅，脏气失旺，无以化生，阴精匮缺，损折双目。

三十二、肝脏主筋，若如叶柄

人体肌肉，六三九块，收缩舒张，两大类群，自主运动，随意运动。
自主肌群，布散脏腑，心脏与胃，大肠小肠，肾脏膀胱，自主运动。
肌群运动，舒张收缩，调动蠕动，自主节律，意识支配，不在其中。
随意肌群，四肢肌肉，伸展收缩，弯曲跳动，上举下放，意识支配。
肌群运动，外敷肌膜，两端汇集，聚合成筋，附着骨头，杠杆联动。
筋为纽带，牵拉舒展，肌肉运动，收缩舒张，内收外展，灵活变化。
骨骼细胞，堆积严密，坚固硬脆，塑成骨骼，易折易断，性情刚烈。
肌肉细胞，多呈纤维，颜色鲜红，排列有序，等等垛叠，柔软舒展。
韧带细胞，紧缩密实，硬度增加，刚柔并济，柔中现刚，固定牵拉。
筋之特性，彰显韧性，收缩弹跳，反复牵拉，收放有度，游刃有余。
身体框架，皮肤肌肉，骨骼筋带，变化呈象，有常无常，映射脏腑。
五脏司职，肺主皮毛，脾主肌肉，肾主骨骼，心主血脉，肝脏主筋。
五脏六腑，互为表里，五行五脏，相生相克，交织成网，守望制衡。
脾主运化，腐熟五谷，化生阴精，阴精入血，周身循环，滋养肌肉。
肝脏实质，将军器官，生血藏血，灵魂归宿，忌怒戒嗔，易舒忌郁。
肾脏藏精，精化卫气，先天之本，若金刚罩，守护周身，防御邪侵。
脏腑和谐，运化有力，各司营运，化生精血，助推气运，润泽至微。
机体之内，藏血丰富，肌肉荣发，气血津液，润养肌腱，强大筋骨。
运动构型，骨骼树干，肌肉树叶，筋为叶柄，内外一体，遥相呼应。
家有庭院，后园芭蕉，水肥充足，营养丰富，叶片肥硕，柄自粗大。
叶片叶柄，肌肉肌腱，滋养肌腱，贵有藏血，肝脏主宰，筋带活力。

三十三、美丽眼泪，眼中甘露

眼眶之内，眼球运动，上下左右，前伸后拉，循环往复，游刃有余。
眼睑眼球，旋转运动，若如轴承，内藏圆珠，外裹轴套，包夹钢珠。
轴承转动，借油润滑，减少摩擦，降低能耗，防止生热，保护钢珠。
眼眶眼球，房水化生，框内泪水，功性如油，润泽眼眶，爱护眼球。
上下眼睑，左右眼角，抚摸按揉，舒展肌肉，加入分泌，助推循环。
血液通畅，滋养丰盈，化生阴液，泽润眼眶，避开干涩，减少摩擦。
外物入侵，惊扰眼球，心情激动，委屈受伤，刺激泪腺，分泌泪液。
泪液润滑，承载异物，眼内垃圾，缓缓徐行，助推外物，移出眼眶。
泪液奇异，内含酶类，溶解细菌，抗炎消毒，改善环境，减少病变。
事不合心，泪液奇妙，内藏激素，缓解压力，调和情绪，排除忧伤。
泪液含情，大悲无言，化生七情，晶莹透彻，恩怨情仇，付之东流。
动情之际，泪液潸潸，泪点搜集，流入泪管，沿泪囊管，湿润鼻腔。
酸痛之际，激动刹那，鼻子颤抖，刺激神经，声泪俱下，痛哭流涕。
人体九窍，直接间接，彼此相通，眼睛鼻子，二者邻居，相依为伴。
呼吸之间，杂菌入侵，吸附鼻腔，繁衍生殖，内膜水肿，化脓堵塞。
拥塞鼻腔，堵泪囊管，堵点不通，水气不交，上逆蒙雾，眼睛模糊。
细菌残渣，发酵变质，黏稠鼻涕，拥堵鼻孔，呼吸困难，慢性鼻炎。
鼻炎鼻涕，沿泪囊管，逆袭上行，触及泪点，干扰泪腺，眼睛疼痛。
喉口三通，要塞之地，鼻腔畅通，泪道舒畅，气血和顺，眼亦健康。

三十四、心主神明，小肠呼应

心主神明，感悟神明，神明无形，肉体有形，生命存生，形神合一。
神明化生，源于心念，一念之间，喜怒哀乐，忧思恐惧，判若两人。
七情六欲，动心起念，皆心之动，化生为气，阴阳互变，汇聚成型。
有形呈象，取象比类，归于五行，联动脏器，辐射六腑，干扰功性。
怒则伤肝，肝脏气滞，气滞血瘀，功能萎靡，胆汁锐减，无益消化。
忧则伤肺，呼入换气，纳气虚少，气不贯通，气血徐缓，浸润受阻。
思虑伤脾，脾主运化，五谷不腐，无以分解，滞纳壅塞，精华亏少。
恐惧伤肾，肾气固本，阳气虚弱，运化无力，不思饮食，正气萎靡。
七情化生，源发于心，心主神明，脑为髓海，心脑呼应，神明之府。
七情澎湃，无以消融，化生邪气，夺压正气，阻滞血脉，损伤脏腑。
平和五脏，和顺七情，心为君主，根在神明，神明清净，五脏自安。
神明化生，思维活动，汇聚大脑，投射于心，大脑紊乱，五脏难安。
胆囊肝脏，大肠肺脏，膀胱肾脏，胃与脾脏，小肠心脏，互为表里。
六腑散布，上下呼应，左右邻里，贯通协同，消化代谢，运筹帷幄。
六腑小肠，承上启下，上连于胃，下接大肠，消化吸收，化生津液。
肝脏胆汁，脾脏胰液，交汇肠窦，注入小肠，分解五谷，助推消化。
六腑五脏，五脏为里，折射六腑，投放在表，映照六腑，表里呼应。
肝脏脾脏，肺脏肾脏，功能失常，累及在腑，受纳失序，气行壅塞。
城门失火，殃及渔民，邻里失和，多累小肠，菌群失序，吸收停滞。
心主神明，神明化生，演变为气，牵引五脏，腑随脏变，皮毛相依。
腑为邻里，小肠中心，上下左右，六腑呼应，纲目联动，四方共振。
心脏小肠，内外里表，第二张脸，脏腑互动，气血为基，和顺为要。

三十五、神明清净，七情勿扰

五脏之中，心主神明，君主之位，神明无形，意识心识，源于情感。
人生之事，十之八九，不尽人意，思来想去，若有不公，易生烦恼。
若如火焰，烦恼点燃，化生为气，气变七情，喜怒忧思，悲恐惊怕。
人逢喜事，乐盈于心，心胸激荡，无以隐藏，显露于外，恐人不知。
遇人表诉，夸夸其谈，得意扬扬，口干舌燥，大喜之余，喜过劳心。
遇事不忍，小事嗔怒，气逆心胸，怒发冲冠，青筋暴出，咬牙切齿。
爆发气势，洪水火山，口无遮拦，恶言倾尽，狂泄私愤，舌疲心倦。
格局受限，心胸狭隘，小事悬疑，瞻前顾后，忧心忡忡，惴惴不安。
内心忧虑，恐天忧地，无以畅怀，欲言又止，化生为气，闭口藏舌。
人生算计，思虑缜密，慎小慎微，唯恐差池，言语表达，收放禁锢。
日夜操劳，扰乱节律，思绪紊乱，来龙去脉，不知所说，前后无序。
前路漫漫，绝非平坦，偶有挫折，悔恨不及，悲伤过度，痛不欲生。
内心脆弱，悲观失望，氤氲密布，萎靡不振，寡言少语，郁郁寡欢。
人生在世，前世今生，今生来世，当下事事，未来之心，尽不可得。
恐及未来，担惊受怕，患得患失，无以言表，沉闷心胸，皆为妄虑。
正气亏少，幽灵乍现，惊吓心灵，魂不守舍，飘忽不定，不可终日。
魂不着体，错乱神明，不知所思，胡言乱语，滔滔不绝，唇焦舌干。
言语表达，多则无益，伤人伤己，少则上逆，心气虚弱，错乱神明。
舌为载体，吐露情感，口表善言，缓解心胸，神明有序，固精守神。
七情化生，归于一心，缠绕神明，言辞有度，恰到其处，上善若水。

三十六、脾主运化，水气同源

脾主运化，腐熟五谷，化生精华，润泽脏腑，营生二气，荣气卫气。
精可化气，气亦化神，精气神存，形神一体，内外固守，魂魄归总。
脾胰化生，消化酶类，调控激素，脾司运化，靶标肠道，助推消化。
多种酶类，汇集流注，十二指肠，消化分解，各有侧重，化生精华。
精华津液，肠道吸收，融入血液，循环周身，无处不在，营润万物。
生成激素，胰岛胰高，血液循环，抵达脏腑，稳定血糖，调控生长。
脾脏病疾，胰腺运行，功能萎靡，化生衰减，酶类激素，亏缺量微。
小肠之内，分解运化，弱化停滞，五谷留滞，半生不腐，堵塞通道。
五谷不腐，生硬滞纳，层叠堆积，严实重密，滞留肠腔，压迫肠壁。
大肠小肠，板结硬实，水泄不通，气不畅行，一团躁乱，无以排出。
三焦气运，憋闷淤塞，上下二气，浊气上移，逆袭入胃，扰乱胃腔。
胃部分泌，胃酸失衡，收缩无序，翻天蹈海，泛酸呕吐，灼烧食管。
胃气上窜，冲击喉咙，游离口腔，淫秽酸浊，滋生异物，痛不堪言。
脾脏与胃，表里关系，通畅为要，上中下焦，贯通一气，皆行胃气。
水润五谷，五谷化气，气推水行，五谷水气，三位一体，缺一不可。
明悟脾胃，运化五谷，化生精华，水润万物，气运为源，水气和合。

三十七、脾胃信号，投影口腔

脾胃之间，二者表里，腐熟五谷，容纳消化，主司运化，化生精华。
膈膜下方，身体左侧，腹腔脾脏，毗邻胃胰，逆行上行，开窍于口。
口腔之内，腺体交织，刺激腺体，唾液分泌，一触即发，湿润口腔。
唾液生成，唾液腺体，大小划分，组成各异，形态有别，遍布四方。
小唾液腺，四部组成，唇腺颊腺，腭腺舌腺，散于黏膜，化生唾液。
大唾液腺，两侧腮腺，下颌下腺，加舌下腺，上下左右，结对而生。
脾失健运，五谷滞留，津液精华，无以化生，腐败变质，浊气肆虐。
恶臭上逆，顺沿食管，抵达喉咙，汇聚口腔，杂菌滋生，气味窒息。
脾脏运化，化生阴精，循环周身，滋养脏腑，阴阳合和，相生相制。
五脏阴精，在心为汗，在肝为泪，在肾为痰，在肺为涕，在脾为涎。
脾脏化生，口腔唾液，运化力微，唾液匮乏，口干舌燥，口腔灼热。
脾胃失序，化生异变，唾液变性，酶量锐减，消毒杀菌，顿失功能。
口腔细菌，借此良机，滋生蔓延，代谢废物，黏附舌齿，发酵变性。
每遇晨起，口腔之内，污秽浊气，合并异物，久难散去，恶心作呕。
口腔之内，咀嚼磨碎，吞咽食物，顺延食管，上下联动，滑入胃内。
胃内极酸，除杀细菌，消灭真菌，变性病毒，清洁食物，防护异变。
脾胃功能，运化不力，排空受阻，肠道堆积，堵塞不通，浊气呃逆。
浊物强袭，窜击入胃，翻滚折腾，胃壁痉挛，黏液失营，混杂变性。
胃内失序，酸液腾升，猛冲贲门，喷发出塞，沿途逆行，顶至喉口。
灼伤喉咙，作祟口腔，变性唾液，顿失甘润，若滞异物，吞咽受阻。
脾脏健运，唾液味鲜，鲜味芳香，清气悠悠，上下一气，清香滑黏。

三十八、脾脏藏象，主润肌肉

五脏之中，脾主运化，腐熟五谷，化生精华，滋养脏腑，盈润周身。
脾脏胰腺，隔墙邻居，不分伯仲，共生共荣，运化五谷，同创大业。
传统脾脏，位置有形，概念无形，脏象辨证，涵盖胰腺，鲜有描述。
胰腺神奇，汇聚酶类，注入肠道，糖类蛋白，助推运化，分解代谢。
化生激素，胰岛激素，降低血糖，胰高血糖，升高血糖，高低相应。
一日三餐，摄入食物，矿质糖类，脂类蛋白，维生素类，皆需代谢。
物质代谢，细胞出入，分解合成，化生能量，维系功能，彰显活力。
五谷运化，过程期间，生化运行，酶为纽带，转化吸收，润泽皮毛。
五脏功性，肺主皮毛，心主血脉，肝主筋带，肾主骨骼，脾主肌肉。
功性而言，藏象脾脏，脾脏无形，脾脏胰腺，器官脾脏，有形之脾。
胰腺脾脏，左右邻居，互帮互助，彼此关照，同名异姓，同主运化。
生命体魄，食物富裕，消化通畅，吸收充分，气血充盈，滋养丰盛。
脾脏胰腺，运化有力，精华丰盛，营润有加，能量充裕，肌肉丰满。
脾脏胰腺，运化疲惫，血液不丰，精华匮缺，细胞失营，肌肉萎靡。
津液亏少，气血不畅，萎靡日久，身体消瘦，皮肤干枯，毛发失泽。
如若豆苗，田间豆苗，天气干旱，营养不足，颜色苍老，萎靡不振。
复壮管理，浇水灌溉，施加肥料，阳光普照，充满生机，光艳夺目。
壁垒聚象，肥料五谷，水润万物，化生转化，生成精华，藏象脾脏。
天人相应，营润肌肉，滋养茎叶，大道至简，万物形异，其性相通。

三十九、肺脏大肠，表里兄弟

肺司呼吸，主司肃降，肺朝百脉，肺脏喜清，纳清排浊，升阳降阴。
肺脏运动，吸入呼出，气体行运，融入血液，推动循环，滋润细胞。
血液游行，润泽脏腑，化生精华，冉冉运动，蒸腾为气，推行经脉。
细胞联动，交融互变，吸附包裹，污浊糟粕，伴气而行，行至皮肤。
玄俯捭阖，千亿毛孔，热冷相遇，凝结为汗，汗气交融，排出体外。
肺脏皮肤，故而有言，肺主皮毛，肺脏运动，血液循环，化生内热。
气运循环，积聚体表，开启毛孔，为汽或汗，热能外溢，排出毒素。
六邪入侵，威逼毛孔，浸润渗入，血液循环，侵袭脏腑，累及脏腑。
肺脏运动，呼吸肃降，气运为媒，统帅血液，启动脏腑，联动整体。
肺脏门户，五脏协同，六腑呼应，六腑之中，胃与小肠，收缩蠕动。
脾主运化，腐熟五谷，沉降吸收，浊气下行，残渣粪便，压入大肠。
消化通道，浊气下沉，助推走行，通畅无阻，联动走压，粪便悠悠。
粪便游走，悠悠荡荡，荡荡悠悠，流露自然，一泻千里，痛哉快哉。
大肠失司，功能萎靡，蠕动无力，粪便滞留，积聚肠道，久难排泄。
粪便郁结，腐蚀肠壁，化生浊气，顺势上逆，月回盲瓣，扰乱小肠。
小肠紊乱，牵连系膜，疼痛难忍，浊气淫秽，直逼幽门，惊扰胃体。
肠道不宁，坐卧不安，浊气凝聚，化生污浊，融入血液，伴随循环。
血液回旋，入归心房，泵入肺脏，毒伤肺泡，阻遏溶氧，肺泡破裂。
大肠小肠，亦有谓曰，第二大脑，功能失常，化生七情，牵连脏腑。
肺脏大肠，二者表里，一上一下，虽远犹近，若如兄弟，手足情深。

四十、肺脏娇娘，开窍于鼻

清气吸纳，自鼻进入，抵达喉咙，下沉气管，浸润肺泡，弥漫肺部。
肺叶舒张，气体纳入，肺泡摄氧，融入血液，运送周身，滋养脏腑。
肺部收缩，逼压肺泡，气体溢出，逆行气管，冲击喉咙，浊气排出。
人体生命，呼吸之间，一呼一吸，寻常气运，不为觉察，内蕴玄奇。
肺脏换气，有形之气，周而复始，统帅征服，有形之血，往复循环。
气体出入，沿途风景，地貌奇特，复杂险峻，其性各异，匪夷所思。
第一隘口，鼻腔之内，沟壑交错，鼻甲隆起，分上中下，顺次排序。
凹下凸出，低洼成渠，鼻道排列，分上中下，弹丸之地，错综有序。
隆起洼地，黏膜覆盖，分泌黏液，润滑鼻腔，引流气体，过滤尘埃。
内外交互，生命呈象，利弊相随，异物刺激，破坏黏膜，精华渗出。
病原生物，细菌侵入，借此沃土，趁机滋生，大量繁殖，分泌毒素。
毒素蔓延，垃圾沉积，破坏黏膜，细胞水肿，内液渗出，化生鼻涕。
低洼隆起，水肿膨大，郁堵间隙，塞堵鼻腔，呼吸困难，清气难入。
鼻腔之内，亦有细菌，嗜好无氧，借此时机，疯狂吃喝，滋生繁殖。
厌氧细菌，吃喝之余，化生脓液，恶臭难闻，破坏嗅觉，损伤神经。
久而久之，鼻腔受累，化生鼻炎，每遇冷寒，阳气不盛，循而复发。
欲除鼻炎，鼻腔间隙，气流通畅，氧气丰盛，气血丰盛，力克恶菌。
咽喉要地，三通结构，食物气流，交错重地，结构复杂，会厌掌管。
言语呼吸，会厌上翘，喉咙开放，遮掩食管，声音气流，迸发而出。
吞咽食物，会厌下压，遮盖气管，食物运动，顺势下滑，流注食管。
气管内壁，毛刷细胞，密织其内，倒置排列，若如扫帚，扫刷管道。
灰尘异物，误入气管，分泌黏液，融合吸附，扫除排出，清理气管。
肺脏娇脏，六邪入侵，寒湿火邪，阴阳不和，化生为气，沉积肺脏。
浊气上逆，触伤气管，沉积咽喉，汇集鼻腔，久而不去，损伤内壁。

炎症爆发，吞咽疼痛，防御融合，黏液上涌，咳嗽发作，昼夜不安。
肺脏失序，湿热化火，喷发热流，灼烧鼻腔，涕流不休，挥之不及。
肺脏邪侵，炎症上袭，气管喉咙，喉咙鼻腔，所到之处，皆生异变。
鼻为窗口，感知六邪，映射异变，洞悉肺脏，一面铜镜，二者表里。

四十一、肾脏膀胱，上善若水

五脏六腑，肾脏主骨，肾脏膀胱，里表关系，相互映像，表里统一。
肾脏为里，实质脏器，膀胱为表，空腔器官，盛纳尿液，虚实合和。
五行之中，肾脏属水，左肾主水，右肾命火，水火相搏，二者交争。
胜败交争，蒸腾膨胀，化生为气，气运化精，先天后天，封藏其内。
精华为基，化生卫气，精气互变，上下左右，虚实表里，融合其中。
现代医学，肾脏功能，代谢吸收，水分吸收，离子过滤，生成尿液。
肾盂搜集，尿液汇聚，排出肾脏，顺势下行，输尿管道，注入膀胱。
膀胱空腔，状如气球，容纳浓缩，储存尿液，水满溢坝，开闸放水。
肾脏失能，过滤失司，尿液变性，膀胱之内，腐熟变质，排出体外。
肾脏膀胱，功能萎靡，杂菌滋生，分泌淫邪，尿液排出，秽腥恶臭。
传统病疾，患消渴病，肾脏小球，过滤失司，异物外排，浓稠混浊。
肾脏膀胱，尿液生成，源于肾脏，尿液浓缩，收纳储存，安放膀胱。
尿液久藏，变性尿液，尿液变性，受累膀胱，腐蚀大坝，排尿频频。
肾气亏虚，蒸腾无力，水火不济，气不摄血，血行不畅，脏腑失泽。
膀胱异变，经脉壅塞，血气不通，阴湿积滞，累及收缩，逼尿无力。
膀胱失司，排泄无常，尿液变性，异变混浊，淫邪上移，侵扰肾脏。
膀胱污浊，浊水逆行，上下汇合，凹处集聚，阴极变性，寒湿积聚。
肾脏失能，水火不济，化生不力，耗损阴精，有减无增，萎靡肾气。

四十二、肾脏主骨，贵有阴精

五行五脏，五脏之中，肾脏主骨，现代医学，肾司过滤，二者相悖。
传统医学，生命起源，缘之于气，气生阴阳，阴阳互变，聚合呈象。
生命诞生，元气汇聚，首现肾脏，肾脏为芽，萌发生长，脏腑次第。
细胞分化，生命雏形，元气外延，一层柔纱，以柔克刚，游离周身。
人体为核，上下两极，发散波粒，构建气场，笼罩周身，保护生命。
无形元气，源于肾气，肾气发散，取象类比，太阳明光，和煦大地。
生命有形，千姿百态，人体骨骼，体内构架，排列衔接，支撑承重。
摩天大厦，起于平地，矗立高耸，贵在筋骨，骨为框架，承重载物。
独孤框架，茕茕孑立，形影相吊，风剥雨蚀，氧化侵蚀，历久垮塌。
外墙粉饰，贴砖刷漆，遮拦风雨，保护筋骨，减少腐蚀，强固高楼。
肾气化生，体表卫气，化生无形，缭绕周身，针织成形，金丝玉衣。
肾分左右，右侧命火，左侧主水，水火相济，阴阳互根，相克互生。
水火相交，化生为气，气统血行，滋养脏腑，化生阴精，盈润周身。
阴精汇聚，藏于肾脏，精微之物，融入循环，血液精华，滋阴壮阳。
阴精化气，固本扶阳，培植肾气，丰盛元气，先天源泉，源源不断。
阴精入髓，存于髓腔，滋养骨骼，替补匮缺，后天粮仓，以备应急。
滋养骨骼，籍于其髓，化生骨髓，源于阴精，藏于肾脏，肾脏主骨。
生命运行，肾脏萎靡，阴精亏虚，骨髓逐减，与日相应，损多补少。
田间沟渠，源头无水，沟渠干渴，风吹日晒，裂缝丛生，日久溃塌。
肾脏主骨，源于精气，精丰髓满，气血通畅，气盛固卫，骨自强硬。

四十三、骨肉相连，唇齿休戚

人之四肢，支持运动，肌肉骨骼，收缩舒张，内收外展，协同运动。
骨骼为核，构建框架，摩天大厦，钢铁骨架，支撑抗压，稳固外形。
外形塑成，钢铁骨架，水泥浇灌，间隔布局，粉刷装饰，别具洞天。
地标建筑，大厦之内，楼上楼下，亭台楼阁，层叠堆放，承重载物。
参天大厦，日晒风吹，雨打水浸，几经沧桑，岿然不动，贵在其骨。
骨骼为轴，若如五谷，丰收玉米，其内有轴，上着籽粒，外敷苞叶。
轴内填芯，类比骨髓，轴刚芯柔，营养源泉，源于内芯，滋养籽轴。
玉米有轴，轴上种子，轴为舟载，供给营养，内轴粗大，籽粒饱满。
骨骼肌肉，骨骼强健，气血丰盛，肌肉丰硕，骨骼萎靡，肌肉萎缩。
外披苞叶，遮风挡雨，保护籽粒，如人肌肤，庇护肌肉，防御外邪。
树之根系，吸收营养，上下纤维，运输管道，营养物质，送达枝叶。
树皮内外，纤维交错，密织其内，如人血管，循环往复，滋养树干。
皮肤肌肉，血管密布，运输血液，化生精华，并融血液，营骨填髓。
骨腔内髓，血液精华，滋养骨骼，髓化为气，通行气血，温养肌肉。
肌肉皮肤，层次叠加，五谷结构，种子皮瓣，保护芽点，营养胚轴。

四十四、肾脏肾气，耳风向标

生命化生，一气缥缈，阴阳互根，汇聚成形，首塑肾脏，化生元气。
元气元精，汇聚于肾，右肾命火，左肾主水，水火相济，变幻无穷。
脏腑排序，依次成型，各具其性，各呈藏象，表里相应，折射映象。
左右肾脏，水火相搏，化生为气，下沉丹田，上下游荡，守护生命。
气呈无形，运发行令，打通经脉，统帅血液，滋润脏腑，化生阴精。
肾脏奇妙，化生肾气，先天为基，运化后天，环游周身，守护健康。
先天后天，二气附体，守卫脏腑，固守真气，洞察变化，填补元气。
九窍之中，眼耳二器，感知奇妙，结构复杂，双耳奇异，略显神秘。
外耳纳声，声波震荡，触击耳膜，向内传导，规管辨析，明辨形性。
内耳复杂，规管之内，充盈阴精，元精为基，后天精华，匮缺增补。
耳膜屏障，内侧真气，驻守看户，先天元气，固守其内，守护规管。
耳膜外侧，后天真气，守护感应，搏击传递，敲击耳膜，内外互动。
感应音律，五音六律，触动心弦，同频脏腑，化生七情，赖之于耳。
双耳健运，元气元精，卫气阴精，精气互存，相依互根，充盈内外。
先天之本，后天之源，气精为基，源乎于肾，承前启后，脾脏呈下。
七窍之中，肾脏之窗，开窍双耳，风向之标，随风转动，知肾阴阳。

四十五、耳闻有声，湖水波动

人有双目，缤纷世界，五颜六色，尽收眼底，异彩纷呈，赏心悦目。
人有双耳，五音六律，收纳耳内，随波缥缈，激动心弦，心旷神怡。
万物寂静，天籁之音，须臾穿越，神入胜地，触景生情，美不自禁。
耳闻声音，辨音强弱，明其方向，辨其本性，明辨形性，唯恐偏差。
耳分三部，外在轮廓，外耳居处，凹凸有序，深浅不一，收纳声音。
外耳呈象，外若卧儿，暗藏玄机，众穴汇聚，脏腑全息，折射脏腑。
搜集声音，通幽入内，抵达耳膜，外耳耳膜，二者区间，谓之中耳。
声音传递，波击耳膜，锤骨镫骨，传杆联动，触击规管，辨形明质。
内藏规管，规管双层，分膜分骨，内充津液，流动触壁，感声强弱。
规管外形，童玩气棒，扭曲折叠，外形错综，内侧相通，交互通畅。
棒内灌水，撞击呈势，湖中有水，风起波动，搏击运动，击打河岸。
湖中起浪，波缘风动，浪因风疾，跌宕起伏，声声不息，此岸彼岸。
天地之间，地气蒸腾，热涨冷缩，气流运动，平地生风，天道自然。
天人相应，五脏六腑，阴阳失和，寒热不济，孕育淫邪，内生烈火。
三焦之中，火势熊熊，自下至上，灼烧上焦，蒸腾化气，上传内耳。
水火相搏，化生为气，规管内部，温热失常，寒热气变，必伤管壁。
五行木火，肝脏心脏，情绪器官，易生烈火，恶化加剧，伤目袭耳。
脾脏运化，喜燥恶湿，干肥酒饮，久湿化热，因热生火，热气上逆。
七窍应脏，五脏之中，肾开窍耳，为肾代言，肾主藏精，精可化髓。
精丰髓满，脑为髓海，髓海充盈，神明清净，滋养内耳，闻声聪敏。
人至老年，元气精髓，耗多生少，与日俱耗，耳鸣耳聋，先防其患。
声色与人，开启智慧，触发灵感，超脱本性，空色空相，安定心神。
上工之师，治疗未病，防患未然，何为上工，洞悉天地，预防为主。
中工之师，治则已病，何为中工，明道贤达，遵道救人，巧用仁术。

四十六、五脏生津，大放异彩

心脏四腔，两房两室，血液循环，收纳输出，循环不休，周而复始。
血液精华，流转周身，肌肉运动，精华化气，和煦脏腑，滋养细胞。
内气行令，游走肌肤，玄腑开阖，内外气异，遇寒凝结，化生汗液。
肺主肃降，吸入呼出，助推循环，津液运化，温润之气，泽补肺脏。
肺脏收缩，精华汽化，顺沿气管，上行喉鼻，遇冷凝聚，化生为涕。
五脏将军，肝喜舒达，开窍于目，损伤郁结，化生怒气，阻滞气血。
气血不畅，阴精萎靡，双目干涩，阴精化泪，湿润双目，滑利运行。
脾主运化，腐熟五谷，化生精华，精华汇聚，周身循环，营润脏腑。
精华运转，以水为媒，并入循环，你中有我，我中有你，昼夜不息。
阴精行运，自成系统，呈现有形，偶有开口，居位舌下，垂涎流出。
肾脏藏精，亏虚体弱，元气不足，卫气不固，淫邪入侵，营卫失调。
卫气失固，营气不足，气运受阻，浊气化痰，集聚喉咙，恶阴伤阳。

第二部分　寻因

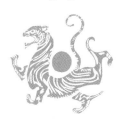

一、六气更替，阴阳相随

动静相召，前后相随，上下相邻，左右相应，阴阳相呼，因变而生。
天地之间，四时更替，五行循环，主制为临，从侍为御，主次相替。
阴阳互动，主次有别，主客二气，两气相搏，化生六气，源于阴阳。
天地之间，六气行运，行令发声，风雨雷电，万物变化，相伴相生。
正化气运，天令主气，行令畅行，主气盛大，风靡天地，行运通顺。
主客二气，对化气运，冲突交争，天令虚行，易换正位，阴阳叠加。
十二地支，子与午年，六气之中，少阴君火，气运行令，通行天地。
丑与未年，太阴湿土，气运行令，寅与申年，少阳相火，行气运行。
卯与酉年，阳明燥金，行令天地，辰与戌年，太阳寒水，行气主令。
巳与亥年，六气行运，厥阴风木，主气胜出，气运主令，正对气化。

二、六气行令，正化年月

四时五运，五运六气，六气行令，正化胜出，年月相应，因此排序。
子午二年，少阴君火，丑未二年，太阴湿土，寅申二年，少阳相火。
酉卯二年，阳明燥金，戌辰二年，太阳寒水，亥巳二年，厥阴风木。
十二地支，子与午年，少阴君火，午位居南，八方居位，定位南方。
午对月份，月建五月，南方五月，仲夏属火，午为正化，主气行令。
子对月份，应十一月，子主方位，居正北方，正南正北，遥遥相对。
丑与未年，太阴湿土，未对月份，应在六月，四时五运，六月长夏。
丑对月份，应十二月，未应西南，丑应东北，西南东北，遥遥相对。
寅与申年，少阳相火，寅对月份，应在正月，时令孟春，寅为正化。
木能生火，木为火母，申对定月，应在七月，一月七月，遥相呼应。
酉与卯年，阳明燥金，酉定月份，应在八月，酉为正化，归位西方。
卯应东方，东西相应，卯对月份，二月仲春，二月八月，遥相呼应。
戌与辰年，太阳寒水，戌对月份，应在九月，金秋隆盛，戌为正化。
辰对月份，应在三月，三月季春，六气寒水，三月九月，遥相呼应。
亥与巳年，厥阴风木，亥对月份，十月建亥，水令孟冬，亥为正化。
巳对月份，应在四月，属孟夏月，六气风木，四月十月，遥相呼应。

三、六气行运，合应节气

子午为经，跨越南北，卯酉为纬，走行东西，纵横有序，交织成网。
南北走向，同一经度，纬度不同，距日远近，日照有别，气温不同。
经纬规矩，定者为经，动者为纬，子午定位，南北二极，居位不移。
子午为经，卯酉之年，居处东西，位居两端，太阳移动，东升西降。
卯酉为纬，列宿布阵，寰宇周旋，自东向西，依次移动，相对而动。
子午卯酉，天体经纬，东西南北，正化对化，相对而存，遥相呼应。
谓曰四时，春夏秋冬，六气行运，风木君火，相火湿土，燥金寒水。
春夏秋冬，四季划分，二十四节，五运六气，主气行令，有序推进。
六气行令，厥阴风木，为之初气，春分之前，六十日余，气运行令。
东方生气，气运行令，风木行令，滴水计数，八十七刻，外加半刻。
风木气运，始发起源，十二月中，大寒起始，立春雨水，惊蛰蛙鸣。
木能生火，少阴君火，谓之二气，春分之后，天气回暖，气运行令。
二月春分，六十日余，八十七刻，余有半刻，历经清明，谷雨立夏，
四月中旬，小满前夕，六气之中，三气承接，少阳相火，主气行令。
五行之火，火有君相，二者有分，尔我相随，君火在前，相火在后。
少阳相火，紧接君火，谓之三气，夏至为界，前后计数，各三十日。
四月中旬，三气相火，起始小满，历经芒种，夏至小暑，大暑前夕。
五行之中，火能生土，太阴湿土，谓之四气，秋分之前，六十日余。
太阴湿土，六月中旬，大暑起算，历经立秋，处暑白露，秋分前夕。
土能生金，阳明燥金，为之五气，秋分之后，历时计算，六十日余。
阳明燥金，八月中旬，秋分起算，历经寒露，霜降立冬，小雪前夕。
五行之中，金能生水，太阳寒水，为之终气，冬至前后，各三十日。
末气寒水，十月中旬，小雪起算，历经大雪，冬至小寒，大寒前夕。
一年四季，六气行运，二十四节，应合其中，行气主令，各呈其性。
四时五运，六气更替，天地变化，万物相随，阴阳融入，交相呼应。

四、主客间气，多生变化

五运之说，源于天干，天干有十，两两组合，共计有五，应合五行。
五行相生，依次排序，甲己之年，谓曰土运，乙庚之年，谓曰金运。
丙辛日年，谓曰水运，丁壬之年，谓曰木运，戊癸之年，谓曰火运。
五运五行，彼此相应，亘古不变，按此规律，划分呼应，对应其年。
谓有六气，经脉走行，三阴三阳，气运循环，顺次类推，千古不易。
厥阴风木，少阴君火，少阳相火，太阴湿土，阳明燥金，太阳寒水。
一年四季，顺序交替，六气行令，主气行令，计以时日，六十余天。
五运六气，迎合天地，相生相克，六气征象，节气迎合，前后相随。
主气客气，应合天地，天干有十，地支十二，六十组合，重复纪年。
六气排序，天地呈象，主气行令，厥阴少阴，少阳太阴，阳明太阳。
六气顺序，有序推进，二十四节，各管四节，计六十日，行令运化。
谓之客气，气运行令，他气客入，无序穿插，天地气运，不相吻合。
主气发令，行运在天，客气行运，气令在地，主气萎靡，他气客入。
六气循序，厥阴少阴，少阳太阴，阳明太阳，打破顺序，客气穿插。
六气之间，前后相随，上下呼应，天地呈象，主气在天，客气在地。
天地之间，主气在天，太阳寒水，司天行令，在地客气，太阴湿土。
主气司天，施政行令，贯穿下行，天地循环，客气在泉，二气交争。
六气行运，二气上下，应合而出，主气司天，客气在泉，各守其位。
六气之中，主客二气，气运行令，二气之外，剩余四气，谓之间气。
主气司天，客气在地，二气交争，胜败之际，间气等待，伺机行令。
天地之间，主客间气，运化行令，多善推演，虽有定数，多为变数。
天地之间，气令变化，万物应变，应变不力，折损外形，耗伤内气。

五、主气客气，周而复始

主气客气，主客交替，主气司天，行运施令，客气在地，塑形万物。
主岁气运，司天行令，气运在上，下方气运，左右二气，交互存生。
主气下方，客气行运，行令在地，一上一下，各居其位，遥相呼应。
主气左方，谓左间气，右方居位，曰右间气，呼应主气，三气共存。
主气司天，客气在地，二者交争，化生气运，交争胜负，各存间气。
天地之间，万物上下，左右空间，阴阳相伴，相生相克，对立呼应。
谓之上下，上阳下阴，左右居位，前后相随，制衡对称，呼应而出。
六气主令，厥阴司天，左为少阴，右为太阳，上下左右，各行气令。
司天少阴，左为太阴，右为厥阴，司天太阴，左为少阳，右为少阴。
司天少阳，左为阳明，右为太阴，司天阳明，左为太阳，右为少阳。
司天太阳，左为厥阴，右为阳明，主气居中，右为上气，左为下气。
面南而立，厥阴司天，少阳在下，上右下左，左为阳明，右为太阴。
少阴司天，阳明在下，六气启下，左为太阳，四气居前，右为少阳。
太阴司天，太阳在下，一气启下，左为厥阴，五气居前，右为阳明。
少阳司天，厥阴在下，二气启下，左为少阴，六气居前，右为太阳。
阳明司天，少阴在下，三气启下，左为太阴，一气居前，右为厥阴。
太阳司天，太阴在下，四气启下，左为少阳，二气居前，右为少阴。
六气主令，司天行运，行令施政，自上至右，沉降在地，客留在地。
在地气运，沿地运行，自右行左，循环上行，升达至天，行运司天。
天地之间，六气循环，上者右行，下者左行，袭入左右，谓之间气。

六、六气行运，五运融合

一年之中，主岁行气，司天在地，二气主统，行令运化，一岁之气。
天地之间，上下左右，四方间气，间气行令，六十日余，八七刻半。
岁半之前，阳气升发，天气主令，岁半之后，阴气胜出，地气主令。
岁前起始，十二月中，大寒节气，气运绵延，终六月初，小暑节气。
岁后起始，六月大暑，绵延持续，终止之际，十二月初，小寒节气。
主气客气，上下加临，相生相克，身体应变，阴阳合和，不相得病。
主客二气，前后相随，彼此相生，相得安和，彼此相克，不得发病。
一气行运，主气厥阴，客气寒水，少阴君火，司天行令，水火不得。
二气主气，主气少阴，少阴君火，客气风木，木能生火，二气相得。
三气主气，少阳相火，客气行运，少阴君火，同为火气，二气相合。
四气行气，主气太阴，客气主气，太阴湿土，同气相行，二气相合。
五气主气，阳明燥金，客气行运，少阳相火，相火克金，客主相克。
六气主气，太阳寒水，客气行运，阳明燥金，金能生水，二气相得。
天地之间，主客二气，相生相合，相合相得，相得相益，多无病疾。
五运六气，主客二气，相克相离，相离相悖，交争胜负，累伤内气。
二气交争，化生邪气，邪气袭入，触及皮毛，侵袭腠理，损伤脏腑。

七、厥阴风木，水火左右

六气之始，厥阴风木，在天为风，在地为木，在脏为肝，四季应春。
风木主令，行运化气，木实生火，风木方盛，子气初始，火气未旺。
隆冬寒水，天地闭藏，春风鼓动，得获暖意，阳从地起，万物萌苏。
天地之间，地气升降，固赖木气，木气不盛，实赖土气，二气互根。
五行相生，五脏相应，肾水生木，厥阴肝木，穷溯根源，源于肾水。
五行相克，木欲荣华，脾主运化，长于脾土，肾脾温和，肝木荣发。
肝气平和，若如万物，和风徐徐，树木乐悠，水寒土湿，生发维艰。
寒湿交加，邪气化生，内积于木，天人相应，郁郁闷闷，肝脏抑郁。
肝木性情，善喜舒达，五行五脏，脾土湿陷，抑遏肝木，生长萎靡。
心情烦躁，郁怒盛发，木克脾土，肝脏疏泄，腹痛下利，亡汗失血。
肝脏藏血，血储丰盈，荣华色颜，舒筋荣爪，风动耗血，筋收拘禁。
肝脏衰竭，若木干枯，内眦暗黑，双唇青烈，爪断筋缩，惊扰筋骨。
风木气运，化生传变，变化多样，纵横交错，肝脏异变，波及多脏。
风木化邪，谓曰贼首，肝为将军，百病之长，凡病起始，皆连肝木。
肝木主生，生化内气，肝气壅塞，郁堵多病，十病八九，木气郁结。
五行相生，肾水生木，肝木生火，肾水心火，二脏之间，木为纽带。
肾水心火，二脏不济，上下交攻，脾土肝木，抑郁逼迫，外燥内湿。
厥阴风木，惊扰心包，化生火气，木气畅通，厥阴经行，从令化风。
厥阴经病，下行发病，寒湿俱盛，上行发病，风热兼作，二气交争。

八、少阳相火，三焦变通

六气行运，少阳相火，天地异变，暑热呈象，在天为暑，在地为火。
十二经络，手少阳经，归于三焦，相火主令，足少阳经，归于胆经。
厥阴风木，风木化气，化生相火，火生于木，相火旺盛，母气传子。
六腑之中，三焦火气，顺沿脊背，温暖水脏，抵达膀胱，沿经下移。
外出腘窝，贯通下延，小腿外踝，相火出行，升起手部，降于足部。
少阳相火，沉降下移，肾水得火，水火相济，上下通调，温热腹腔。
右肾君火，行运发力，抵达双足，辐射双手，左肾相火，上下走行。
三焦贯通，主通水道，决渎之官，水道通利，尿液代谢，助推外排。
膀胱执政，州都之官，津液纳藏，吸收浓缩，获热运化，化气外散。
水善闭蛰，火多疏泄，闭蛰善藏，疏泄善出，水火相济，出入有序。
三焦行运，入络膀胱，下焦膀胱，多变无常，实则癃闭，虚则遗溺。
左肾相火，相火下伏，温暖藏水，水府清利，藏不癃闭，藏出有度。
三焦之火，藏匿肾脏，火气藏泄，化生动力，密连水运，波及膀胱。
三焦泻火，沉降下行，陷于膀胱，实则下热，膀胱癃闭，虚寒遗溺。
手经气运，阳气清升，足经气运，阳气浊沉，清升浊降，阴阳平衡。
气运壅塞，手少阳经，清气不升，足少阳经，浊气不降，阻滞经脉。
身体异变，上热病证，皆甲木气，气行不降，悬滞上身，化生热邪。
相火气令，本自下行，气运改道，折返逆升，戊土气运，滞留不降。
戊土辛金，同主降敛，脾土沉降，肺金受敛，肺脾相助，相火下行。
戊土不降，辛金逆行，收气失政，气不下沉，相火逆行，惊扰心肺。
足少阳经，三焦化火，沉降膀胱，本属甲木，木火合并，连累他脏。
相火逆行，相克庚金，甲木上侵，贼袭戊土，脾运失序，四方不安。
手足阳明，阳明燥金，气性本燥，木火双刑，燥热郁发，病传阳明。
少阳气运，阴阳交变，阴气方长，阳气方消，火虽炽盛，交争多衰。

阴消阳长，固本则壮，阴长阳消，本弱病生，阴阳互根，培植元气。

恐惧应肾，内伤惊悸，心神不定，相火衰微，内气萎靡，体弱气虚。

病生相火，三焦膀胱，内气充盈，发病人数，亦不多见，十有一二。

九、伤寒六经，少阳为界

古之伤寒，涵盖颇多，六邪入侵，寒热暑湿，风燥六类，风为邪首。
六邪行令，侵袭肌表，由表及里，畏寒发热，四肢酸困，头晕咳嗽。
历览古今，黎民病疾，六邪入侵，伤寒居多，为此感怀，仲景著书。
仲景伤寒，六经辨证，三阴三阳，太阳阳明，少阳太阴，厥阴少阴。
太阳经病，六邪作乱，化之为气，邪气行令，侵袭肌表，若隐若现。
悠悠隐现，飘忽游离，搏斗卫气，裂缝破漏，伺机偷入，若有所失。
六邪客留，多聚体表，脏腑有序，内在阳气，未有触及，抗击力强。
八纲辨证，寒者以热，热者以寒，发汗解表，调和阴阳，阴平阳秘。
家有生姜，大枣葱白，发汗驱邪，萝卜白菜，熬制成液，润肺清热。
上善若水，水润脏腑，细胞蒸腾，脏腑升阳，固本培元，驱散六邪。
疏忽大意，工作忙碌，熬夜酗酒，病邪渐进，借机作恶，善转阳明。
阳明胃经，脾胃受侵，食欲减退，不思茶饭，运化无力，病乃转恶。
人体运行，九大系统，五脏六腑，职能部门，各有所司，彼此协调。
脾胃职能，后勤保障，脾胃运化，腐熟五谷，化生精华，营润脏腑。
脾胃萎靡，精华不丰，保障不力，运行失调，脏腑失营，功能锐减。
病转阳明，治病伤寒，重在脾胃，脾胃和谐，三焦通畅，水谷丰盛。
健脾养胃，运化力盛，阴精丰满，营气旺盛，培元固本，阳气内生。
正气内存，阳气力挺，营卫协同，交合汇聚，驱散六邪，轻而易举。
伤寒缠身，不惜脾胃，生冷麻辣，油炸肥腻，肆意摄入，六邪纵深。
五行五脏，脾土居中，运化水谷，化生精华，润泽脏腑，后天根基。
脾土不安，五行相生，土不生金，牵连肺脏，金弱水缺，波及肾脏。
惊扰肾脏，母子难安，肾为肝母，肝脏萎靡，心肾不交，五脏失序。
脏腑表里，失序错乱，伤寒升级，转入少阳，脏腑失序，表里呼应。
六经辨证，少阳疆界，分水岭处，六邪入侵，半阴半阳，阳气尚存。

明晰转经，内外兼修，补益调和，协调脏腑，助增阳气，五脏合和。
户外室内，守护肌表，忌寒忌热，温润肌肤，固守阳气，培植正气。
饮食有序，合理运动，规律作息，协调心肺，迎合肝肾，调理脾胃。

十、审慎伤寒，重在预防

五脏六腑，互为其根，彼此补益，相得益彰，内生元气，培元固本。
防范不力，逾越少阳，太阴厥阴，底线少阴，阴阳失衡，阴多阳少。
脏腑受侵，内气亏虚，由表及里，功能低下，相互交错，彼此干扰。
五行循环，滞纳停顿，五脏形性，萎靡若枯，秋天蚱蜢，冬眠青蛙。
久病伤身，一派衰象，日薄西山，气息奄奄，萎靡不振，形神若离。
六经转换，病入三阴，不可小觑，和补为要，滋养脏腑，固本为基。
五味营调，气机和顺，修心养性，禅茶静悟，愉悦身心，神明清净。
身患伤寒，误以小疾，殊而不知，千里之堤，多溃蚁穴，预防为主。
六邪入侵，沿行六经，层递转化，时有跳跃，或有迂回，变化无穷。
伤寒发病，呈象万变，不变应变，及时察辨，时时修整，固本扶阳。
民间谚语，阴来阴去，必降大雨，病来病去，六邪至深，病倒强人。
伤寒六经，三阴三阳，驱除伤寒，首重阳经，阳经为腑，阴经为脏。
五脏六腑，二者表里，疏导阳经，培植正气，调和营卫，事半功倍。
五行五脏，相生相克，六邪入侵，太阳经病，邪客体表，内存正气。
阳明经病，多在脾胃，干扰运化，五行之中，脾脏归土，脾土克水。
脾土萎靡，运化无力，阴精化生，与日俱减，折损内气，萎靡肾气。
五行之中，肾水克火，心火克金，肺金克木，肝木克土，循环交织。
五行五脏，表象独立，内则相依，前后相应，左右交互，相生相克。
六经循环，虽有常规，六经变化，纷繁多样，人体异质，症象各异。
六经应象，灵活运用，辨证施治，症象为表，脏腑为本，瞻前顾后。
审慎伤寒，固本为基，天人相应，通透阴阳，五行预变，重在预防。

十一、太阳经病，水血停滞

六邪入侵，太阳经病，头项强痛，肢体畏冷，发热汗出，忌讳风袭。
内外失调，营卫不和，卫失固守，毛孔开阖，肌表疏泄，中风伤风。
卫气失固，卫阳被遏，营卫郁滞，脉络不通，致密肌表，恶寒恶风。
缝隙清风，侵袭肌肤，发热汗出，体表恶风，脉象滞缓，表虚症状。
严冬冷风，冻彻筋骨，发热无汗，体表恶寒，脉象紧急，四肢疼痛。
病原入侵，侵袭脏腑，炎症爆发，体内发热，口渴舌燥，昏昏欲睡。
身体虚弱，中风冒汗，舌苔薄白，伤寒无汗，稍动即喘，舌苔白薄。
伤寒流行，身体发热，口渴恶寒，舌质红绛，个体异质，表里别异。
太阳发病，气血津液，行运滞缓，通行不畅，形性各异，脏腑有别。
太阳经络，膀胱失司，气化失调，气结水滞，潴留体内，小便不利。
内热积聚，热结下焦，瘀血阻滞，蓄血发病，便满如狂，小便多利。
津液循环，水滞病患，发热恶风，小便不利，消渴脉浮，水入则吐。
血液受阻，血滞病患，小腹便满，如疯发狂，小便多利，身体泛黄。

十二、阳明经病，证在肠胃

六邪入侵，伤寒三日，阳明经病，实热在胃，冲击肌肤，脉象洪大。
治病阳明，身热汗出，淫邪散去，腹内空虚，不恶寒邪，反恶内热。
伤寒用药，或吐或下，用后不解，内邪滞留，五六日余，至十余日。
躯体潮热，不恶寒邪，偶有独语，若之见鬼，心神不宁，神明若失。
病势蔓延，病发暴烈，发不识人，循衣摸衣，惕恐不安，微喘直视。
脉象呈变，脉弦病轻，脉沉病重，症微发热，大承气汤，泻除内热。
阳明经病，体虚汗多，多有气喘，不可与药，汗多胃燥，猪苓汤药。
外邪入里，化生热邪，热邪遇燥，合行胃内，消烁津液，干扰运化。
内邪暗涌，身体发热，汗液自出，口干欲饮，脉相洪大，病邪在胃。
外邪纵深，沿胃下行，走行小肠，大肠燥热，二热相合，津液被耗。
内热不去，燥结板实，阻滞于中，产生潮热，谵语便秘，腹满而痛。
焦热灼灼，内外若烤，釜底抽薪，寒凉清热，清解里热，内外合和。
热客大肠，肠内实结，壅塞通畅，易生毒邪，寒下去热，通利下行。

十三、少阳经病，半里半表

伤寒发病，少阳经病，病五六日，口苦咽干，头晕目眩，往来寒热。
胸胁苦满，默不欲食，多善喜呕，内心烦闷，胸中郁堵，胁下痞满。
胸中淤塞，心悸过速，小便不利，若有不渴，身有微热，或有多咳。
伦比太阳，少阳经病，无呈表证，邪不在表，不可发汗，解表舒肌。
若选汗法，耗伤津液，阴精亏虚，病邪内传，触及脏腑，恶化转变。
伦比阳明，无有里实，邪不在里，不可下法，引下泻实，内伤元气。
若选下法，阴虚火动，扰乱心神，易成惊厥，昼夜不眠，精神错乱。
胸无邪实，邪不在膈，故不能吐，若用吐法，内伤阳气，善成心悸。
少阳三禁，禁汗泄吐，少阳治疗，和解表里，柔和化邪，阴阳制衡。
少阳经病，兼表兼里，和解为基，固本扶阳，汗法下法，随证施治。
发热恶寒，肢节烦痛，心下痞结，少阳太阳，汤药选用，柴胡桂枝。
腹胀满痛，心以下急，大便不通，舌苔干黄，大柴胡汤，和里通下。
拘急而痛，内气不足，小建中汤，补虚为主，里虚得复，正气克邪。
胸胁满结，下焦壅塞，小便不利，渴而不呕，唯头出汗，往来寒热。
心烦胸闷，邪热陷入，水饮不化，三焦不通，柴胡桂枝，干姜组方。
胸满烦惊，小便不利，心神不宁，谵语狂谈，身痛沉重，柴胡龙骨。
胃热上逆，冲击喉咙，呕吐寒邪，犯胃腹痛，上热下寒，黄连上清。

十四、太阴经病，和解脾胃

今谓感冒，病原生物，分门别类，愈发精细，细致入微，洞彻根源。
真菌感染，细菌感染，支原衣原，立克次体，病毒感染，寄生虫类。
药物筛选，靶向用药，抑制杀灭，病原生物，代谢循环，排出体外。
传统医学，生命主体，六邪入侵，发病呈象，谓曰伤寒，多代感冒。
东汉末年，伤寒盛行，瘟疫肆虐，仲景著说，内经为基，选药组方。
宋元拓展，明清精进，伤寒研究，偏重有别，各有所长，门派荣宗。
六经统领，认识六邪，辨证六经，折射脏腑，五行调和，驱除六邪。
太阴脾经，脾主运化，腹满而吐，食入不下，腹泻益甚，腹时自痛。
内湿盛大，脾脏虚弱，壅塞脾经，若有下利，胸下结鞭，脉象缓弱。
寒湿淤积，内阻气血，损伤脾阳，寒邪直犯，入侵脾经，损及脾胃。
水谷消化，排泄通路，寒湿邪阻，腹时自痛，浊气上逆，犯胃呕吐。
胃气呆滞，摄食不下，上下不通，寒湿不化，脾气难升，故见腹泻。
伤寒发生，病入太阴，表证偏重，先行解表，温法补法，温中散寒。
里证为急，先治里急，身体虚寒，温里为主，标本兼顾，方无定方。

十五、厥阴经病，多象交错

厥阴经病，口干消渴，气上逆行，冲击涌心，胸中疼热，饥不欲食。
脉象细微，四肢厥冷，至七八日，皮肤阴冷，身躁不安，谓曰藏厥。
伤寒发生，身体发热，蔓延四日，厥冷三日，发热四日，反复叠加。
伤寒发病，四日七日，绵延不愈，热不驱除，大便板结，便带脓血。
伤寒发生，厥冷四日，热反三日，复厥五日，阳气衰微，病邪反进。
上热下寒，口干消渴，内邪化气，上逆冲心，胸中疼热，为上热证。
腹内饥感，不欲摄食，食下吐蛔，下行通利，为下寒证，多见此病。
厥阴经病，厥逆呈象，四肢厥冷，发病轻微，不过腕踝，手足无症。
伤寒发生，发病深重，越过肘膝，偶有复合，四肢厥逆，寒热交错。
厥阴经病，肝木失调，心包受邪，相火上炎，心火不下，上下不济。
上热下寒，正邪二气，交遇争雄，阳盛阴衰，热多寒少，交错呈现。
阴盛阳衰，寒多热少，厥逆胜出，病邪内陷，气血紊乱，壅塞经脉。
阴阳不和，厥逆多变，肝胃气逆，湿热下注，实热壅结，堵塞肠道。
消渴烦躁，气上涌心，胸中疼热，饥而不食，汤药选用，乌梅汤方。
吐逆自利，食入即吐，气味酸臭，阴液混浊，在上为热，在下见寒。
厥阴经病，病情复杂，寒热并合，上热宜清，下寒宜温，扶正培元。
下利不止，手足厥逆，咽喉不利，唾吐脓血，邪热内积，健脾清热。
寒邪当温，正虚当补，郁阳当宣，寒热杂呈，交织一处，麻黄升麻。
大便不畅，黏腻脓血，里急后重，肛门灼热，口渴咽干，脉数有力。
血虚受寒，正气抑郁，手足厥冷，脉细欲绝，汤药选用，当归四逆。

十六、少阴经病，补泻得当

少阴肾经，少阴经病，脉象微细，欲寐嗜睡，恶寒身蜷，手足逆冷。
六经转变，最后一站，内气亏虚，精神疲惫，欲睡不得，昏迷萎靡。
少阴经病，六邪深逼，邪入心肾，类分二种，寒化热化，各有呈性。
阳气萎靡，阴气不足，阴精亏少，脉象细微，虚弱萎靡，欲寐嗜睡。
心肾不交，五行之中，水火不济，积水化寒，阴寒内盛，躯体寒化。
病邪从火，火邪蒸腾，化热伤阴，阴虚阳亢，虚火灼烧，耗伤津液。
伤寒发生，治疗少阴，扶阳育阴，寒则扶阳，宜温补法，热则育阴。
火邪化热，兼用清热，温经发汗，实热内结，急下存阴，通利泻热。
少阴经病，寒化病症，无热恶寒，脉相微细，欲寐嗜睡，四肢厥冷。
寒化阳萎，下利清谷，呕不能食，治当以补，回阳救逆，宜四逆汤。
热化病症，心烦不卧，口燥咽干，舌尖红灼，津液虚少，阴虚阳亢。
热邪焦灼，小便不利，咳嗽呕吐，口渴心烦，不得深眠，滋阴清热。
发热恶寒，无汗足冷，脉反沉陷，阴盛阳衰，麻黄附辛，麻黄附甘。
太阳主表，阳明主里，少阳表里，三阴属里，表里呼应，变幻互变。
三阳多热，三阴多寒，三阳多实，三阴多虚，寒热虚实，辨析阴阳。
六经辨证，变化规律，辨析阴阳，三阳祛邪，三阴扶正，固本扶阳。

十七、感悟经络，道法自然

人逾四十，身体好坏，分水之岭，情操疆界，回想他年，匆匆而过。
不明不明，明白不明，不明明白，明白明白，稍有所悟，白驹过隙。
天地万物，皆遵其道，道法自然，世间因缘，皆源因果，因果不空。
茗香缥缈，深悟道法，道可言道，道亦无言，唯心悟道，身心自然。
一念之间，善变万物，天地变幻，心中无相，无我无相，万物不变。
思量生命，玄妙无穷，苦读数年，生命奥妙，浩渺无边，感慨不已。
晨起跑步，黑夜静思，往圣绝学，略有感悟，简言片语，偶窥一斑。
两千余载，经脉纵行，络脉横连，交错织网，非伴血管，独自成形。
神经布阵，中枢神经，周围神经，前后衔接，经脉走行，非沿始终。
十二经脉，十五络脉，神奇复杂，当下之术，无以明示，难彻其理。
经脉络脉，交织网络，人体穴位，锁定部位，前后有序，顺次排列。
纵行为主，横向交织，自成网络，乍看虚拟，实有所指，明暗呼应。
五脏六腑，化生气运，气运行令，山川之中，一条大河，蜿蜒绵绵。
阴阳交汇，气血聚点，经络穴位，若如山谷，自上而下，深潭毗邻。
脏腑经脉，外虚内实，经脉若虚，内脏为实，脏腑功运，经脉映象。
经络穴位，藏阳与阴，并虚与实，合动与静，通气与血，调津与精。
脏腑运动，汇集气运，十二经脉，气运行令，折射体表，内外相映。
平心静气，感悟经脉，融道与法，强健体魄，灵魂归原，魂魄一体。

十八、伤寒感冒，防患未然

家有幼童，偶感风寒，咳嗽发热，精神萎靡，顿失顺序，手足无措。
婴儿发育，藏娘腹中，怀胎十月，氤氲蕴育，灵气慰藉，精华滋养。
运化成形，瓜熟蒂落，气血行运，先天免疫，机体防御，自然铸成。
阴阳生克，四季交替，五行承运，风雨变幻，寒暑易节，自有规则。
天人相应，阳气不固，外邪入侵，湿气燥热，细菌病毒，趁势而入。
病原生物，细菌真菌，病毒繁衍，血肉之躯，客舍载体，谋生佳境。
久而久之，代谢产物，蓄积脏腑，反客为主，弱化功能，投影经络。
偶有不适，咳嗽发热，精神萎靡，变化自然，生热发汗，体温骤升。
发热之际，气运借力，通经联络，打破极限，固本强体，再塑稳态。
生命奇妙，体内检测，自成体系，若遇异常，启动自救，升高体温。
脏腑居内，经络行外，内外呼应，内病外治，外病内治，内外相补。
先贤著说，黄帝内经，仲景伤寒，天地呈象，万物循道，天人相应。
察识病疾，辨证阴阳，虚实表里，巧用食药，甚是奇妙，异曲同工。
柴胡半夏，萝卜白菜，莲藕大枣，生姜大葱，家中常备，随机组合。
偶遇伤寒，始发太阳，沿经而变，药食组合，散热解表，彰显奇效。
白天黑夜，生命节律，曰生物钟，盖其精髓，古今理论，同出一辙。
丑时寅时，一至五点，肝脏肺脏，应合时辰，排毒缓冲，恢复体力。
发热咳嗽，后夜病疾，不可小觑，睡梦至此，软酥于炕，朦朦胧胧。
机体耗能，应水运生，时至后夜，披衣起床，补充水液，盈润脏腑。
伤寒感冒，愈加恶劣，六经转换，盼儿早愈，唯勤唯专，灵活施治。
上工治病，未病之时，把控节点，温水常服，脏腑合和，预防为先。
伤寒发作，六经辨证，察辨症候，欲病早治，饮食药物，防患未然。

十九、气运经络，奇妙多彩

宇宙爆炸，无尽碎片，漂浮太空，力量制衡，各循其道，各就其位。
寰宇之中，星辰汇聚，悬游太空，曰有银河，银河庞大，谱系繁杂。
七九成群，排列组合，吸引牵制，自成一体，沿行轨道，各行其道。
太阳成系，八大行星，太阳中心，金木水火，天王海王，土星地球。
地球表面，一片汪洋，陆地肇始，内力膨胀，地壳运动，天地洪荒。
板块移动，内力涌动，江海湖泊，高原平地，山川河流，交错排列。
青藏珠峰，世界屋脊，直插云霄，积雪化水，长江黄河，绵延流长。
华夏大地，自西至东，高远次第，山川河流，逐级落差，参差有序。
天地造物，自然美景，惊叹不已，问鼎溯源，地壳内力，鬼斧神工。
内生能量，涌动运化，天地助力，化生为气，造化万物，名曰自然。
天人相应，阴阳合和，生命诞生，化生为气，一元之始，结聚为核。
核体运动，化生脏腑，外裹皮肤，皮下肌肉，粘连交织，初具人形。
脏腑互动，运化五谷，气血津液，源源化生，身体发育，与日逐长。
生命有形，头颅在上，躯干四肢，经脉走行，山川河流，类同相应。
大地内部，颠覆翻腾，地球表面，凸出凹下，沟壑纵横，内力所为。
头颅躯干，躯干四肢，从上至下，自左到右，脏腑肌肉，层次有序。
五脏六腑，功运发力，化生为气，贯穿走行，随高就低，顺次穿行。
穿行通路，驻足折绕，走行痕迹，投射体表，谓曰经脉，共计十二。
高低相随，前后呼应，停留缓冲，汇聚力量，谓之腧穴，承上启下。
人体经脉，源于脏腑，脏腑在内，经脉在外，二者表里，内外联动。
脏腑藏匿，运行发力，折射投影，映象体表，经脉信号，脏腑应合。
经脉沿行，徐行迂回，腧穴排列，乍看无序，实则有序，玄妙至深。
长江黄河，自西而东，蜿蜒跌宕，沿路风景，潭坝鳞次，灌溉泽润。
人体腧穴，宛若潭坝，内脏能量，发力投射，气运枢纽，各呈奇彩。

明悟经络，感应内脏，上病下治，左病右治，内病外治，冬病夏治。

法无定法，疱丁解牛，游刃有余，异曲同工，各有奇妙，妙不可言。

经络奇妙，唯有顿悟，腧穴悬疑，不明其道，多有不解，不足为奇。

二十、脏腑经络，无形有影

混沌肇始，茫茫寰宇，天体运行，自循轨迹，相吸排斥，唯其平衡。
天体之间，时而走远，忽而靠近，偶有偏离，欲出轨迹，膨胀异变。
地球表面，一片汪洋，热流迸发，四方蔓延，凸出汪洋，乃成九州。
山脉大河，错落有致，九州有分，乍看分离，实则毗连，九州一体。
九州之内，山川河流，有序穿行，丘陵平原，高低起伏，错落有序。
生命构型，骨骼架构，肌肉附着，神经血管，交错走行，分中有合。
生命外现，所见之处，必有外形，长短方圆，形状质地，皆可言表。
若如群山，逶迤起伏，必有走向，如同河流，跌宕蜿蜒，自有首尾。
自然壮观，山体绵延，起伏凸凹，水流潺潺，奔腾蜿蜒，皆有助力。
悠然之中，暗力内涌，如气暖流，如劲东风，如若洪流，无形有力。
顿悟玄妙，感知经络，暗处暖流，气运涌动，无形暗线，走行身体。
暗线无象，不着七色，无形有影，纵横有序，交织成网，笼罩周身。
蠢蠢暗涌，动力源泉，若如太阳，深居云端，穿透云层，霞光万里。
十二经脉，十五络脉，布阵周身，自成体系，交织在外，源能内发。
五脏六腑，阴阳合和，运化发力，化生力量，沿经循行，缓缓流畅。
经脉布散，机体之外，天地气运，自然变化，交感渐进，徐传脏腑。
五脏六腑，表里关系，脏腑经脉，前后相续，相濡以沫，遥相呼应。
经络藏匿，气运微妙，玄其无形，冥冥行运，拍打运针，唯其有影。

二十一、经脉穴位，各呈其性

营气泽内，卫气御外，二气呼应，守护躯体，机体内外，系统协同。
系统组织，大小各异，高低起伏，经气行进，出入驻靠，多有变化。
十二经脉，肘膝下方，井荥输经，合共五穴，顺次排列，谓五俞穴。
天地呼应，人与自然，交融其中，比类成象，经脉穴位，若如河流。
河流穿行，奔腾而下，深浅缓急，低洼涡旋，迂回流淌，各呈奇象。
谓五俞穴，五穴有性，其性各异，影响经行，若如水流，玄妙奇异。
五穴征象，所始为井，所溜为荥，所注为输，所行为经，所入为合。
经气行运，手指脚趾，四肢末端，依次排列，徐行向前，直达肘膝。
井穴居位，手指阻滞，末端蕴育，若水源头，经气始发，起始部位。
经气徐行，荥穴客留，掌指跖趾，关节之前，喻作水流，萦迂回折。
经气行运，尚未洪猛，时走时停，停滞逗留，缓冲汇聚，所溜为荥。
经气前行，输穴居位，掌指跖趾，关节之后，水流逐大，由浅入深。
经气行运，汇聚力量，交集成形，渐盛强大，由此入彼，注洼为输。
经气流动，沿途上行，经穴居位，气运抵达，腕踝关节，其力变大。
经气行令，走经部位，沿途通畅，水到渠成，气运畅通，所行为经。
合穴居位，肘膝周围，经气行运，若溪水流，奔腾猛进，汇入主流。
经气纵深，交接汇入，并入主干，合应脏腑，内外连通，所入为合。

二十二、五俞取穴，补泻得当

五行五俞，排列组合，阴阳有别，相生相克，一穴两性，交相呼应。
阴阳为基，五行生克，阴井属木，阳井属金，阴荥属火，阳荥属水。
阴俞属土，阳俞属木，阴经属金，阳经属火，阴合属水，阳合属土。
谓五俞穴，常用要穴，古今医家，驱除病疾，分门别类，各有所取。
神志昏迷，选经定穴，针刺井穴，热病荥穴，关节疼痛，常选输穴。
咳嗽哮喘，多取经穴，六腑病症，合穴治疗，各有所司，巧妙选用。
病在五脏，取穴于井，病变现色，取穴在荥，关节异变，病甚取输。
病疾缠身，喃喃有音，取穴在经，经塞呕血，病邪在胃，取穴于合。
井主病疾，多在五脏，心之下满，荥主寒热，输主体节，僵硬疼痛。
经主病症，寒热不适，咳嗽喘息，合主身体，逆气上行，身体厥逆。
四时更替，温度变化，迎合气令，输穴气变，进针刺穴，顺应其序。
四时五运，春季归木，夏季归火，长夏归土，秋季归金，冬季归水。
五行五俞，肝木应井，心火应荥，脾土应输，肺金应经，肾水应合。
五运行针，春刺井穴，夏刺荥穴，季夏刺输，秋刺经穴，冬刺合穴。
五俞之穴，亦归五行，五行属性，相生循环，母子关联，相克制衡。
虚者补母，虚证刺穴，选用母穴，母强子壮，实证选子，实者泻子。

二十三、病象脉象，多维参透

五脏六腑，协同发力，化生气运，生命运行，生老病死，有序推进。
生亡之际，脏腑映象，功能运行，折射在外，投影脉象，方寸之间。
寸脉呈象，微末之动，能决生死，左手寸脉，应象心脏，右手应肺。
生命根本，胃气为本，生命运行，籍以精华，精华化生，源于饮食。
胃纳五谷，运化吸收，化生精气，转运肺脏，五脏六腑，皆以受气。
右手寸口，太阴肺经，肺朝百脉，百脉相会，气运行令，生气运行。
气运有力，融和调畅，脏腑协同，脾运精华，滋养脏腑，谓曰胃气。
得获胃气，生命运行，失缺胃气，病发危重，维系生命，胃气为本。
四时五运，五运六气，生命运行，应合四时，五运合和，六气有序。
天运气令，生命相应，春气属木，木应肝脏，肝脉搏动，脉象现弦。
五行之中，夏气属火，火应心脏，脉象多洪，天气失序，脉象异变。
五行五脏，五脏生克，审慎脏气，脾病畏弦，木克脾土，肝脾失序。
五行之中，肺金心火，肺病畏洪，火克肺金，脉象相反，多生病变。
辨病症候，脉象从违，病候脉象，相宜相合，发病宜治，相反难治。
身体脱血，脉宜静细，反现洪大，血不化气，内气不固，气易外脱。
寒热症候，脉宜洪数，反现细弱，症候脉象，真元欲陷，二者相反。
病发危重，真脏脉象，胃气已绝，不营五脏，脏腑发病，脉象显现。
内经难经，书言明白，潜心研读，洞然知晓，发病决断，诊脉知病。
生死关头，脉象多变，变迁无定，或卒中邪，堵塞经络，一时未变。
或病从轻，不现于脉，或有沉痼，病发日久，气血相并，一时难辨。
或有根据，六经传变，流动无常，不可执拗，一时脉象，定论是非。
病名千万，脉象呈变，浮沉长短，滑涩六象，交互融合，十数之种。
一病脉象，数有十种，鲜为少见，必以佐证，望闻问法，合辨参症。
脉有可凭，脉不足凭，熟读经学，八纲辨证，通达阴阳，深思自得。

二十四、症候脉象，审慎辨析

人体患病，发病根源，七情六淫，轻重缓急，阴阳表里，审慎明辨。
细问症候，切脉对症，长短浮沉，滑涩六象，验后知晓，病发根源。
症脉呈象，各有不同，症候昭昭，脉无应象，脉象甚明，病发无症。
把握阴阳，辨析虚实，洞察标本，或宜从症，或宜从脉，灵活变通。
审慎病情，不明阴阳，彷徨恍惚，为症所误，为脉所误，飘忽不定。
脉象和顺，元气亏虚，症候危重，无以固守，病发危重，宜从症候。
症候极险，体内元气，尚未重伤，脉象和顺，宜从脉象，决其必生。
机体脱血，形如死状，危在顷刻，寸关尺处，六脉有根，莫误治疗。
痰厥逆袭，左右双手，寸关尺处，六脉呈象，或促或绝，化痰则愈。
病发各异，宜从脉象，非从症候，宜从症候，不从脉象，变通应变。
阴虚咳嗽，饮食起居，生活如常，六脉细数，搏动无力，日久病重。
噎膈反胃，脉如常人，久则胃绝，脉象骤变，内无胃气，病多危重。
脉象症候，各有呈象，辨别观取，吉凶之变，变幻莫测，不可预判。
脉候合观，症恶脉象，脉忌症候，阴阳五行，交错辨析，吉凶可定。
肺病脉象，忌脉频数，肺脏属金，脉数为火，五行生克，火易刑金。
五行生克，错失症候，徒信脉象，信之愈深，偏失愈远，背道而弛。

二十五、症候脉象，辨症精微

发病症候，阴阳虚实，寒热表里，呈象各异，八纲研判，审慎察验。
病与症候，二者相符，病热症热，病寒症寒，消除寒热，回归稳态。
症与疾病，二者相反，热病见寒，寒病见热，假象迷乱，多易误治。
病发寒证，身反发热，并合恶热，伤暑发病，反见身寒，身体恶寒。
本伤于食，反易饥饿，频频摄食，食本伤饮，水运失司，大渴口干。
症病相反，尤当细考，疑惑有误，从症用药，背离大道，病发难治。
机体发病，由表及里，循序渐进，六经转化，多有变化，审慎预判。
一时变幻，病势未定，如遇伤寒，本当发热，尚未发热，日久必热。
内外异情，外感伤寒，内仍见热，欲食好饮，少进即止，食后不化。
别症相杂，误认此症，实乃彼症，旧有他病，新病复发，旧病重现。
症候脉象，脉验症候，症候应脉，二者相反，脉症不合，明察深悟。
本体脉象，伦与常人，二者不同，病发轻微，未现于脉，反见异象。
痰气阻塞，营气不利，脉象怪异，一时邪闭，脉象危险，气通即复。
本有他症，脉象呈变，旧症脉象，症候匿藏，非在一端，潜心体悟。
临症制宜，审辨真伪，脉症多变，不为所惑，徒执一端，贻误治疗。
生命千斤，发病之际，组方用药，辨症精微，明素脉理，审慎辨别。

第三部分 问象

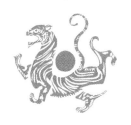

一、六邪病原，固本扶阳

肺主皮毛，机体皮肤，最大组织，表皮最阔，脏器伦比，无与伦比。
皮肤表面，密植玄府，谓曰毛孔，捭阖之间，气体津液，内外交换。
机体运行，血液为媒，动静交换，营养供给，细胞代谢，废物排出。
气为血帅，脏腑运行，蒸腾化气，毛孔开启，借汗排毒，推故纳新。
春夏秋冬，四季更替，阴阳互动，相生相克，寒热燥湿，风暑六邪。
寒暑湿燥，风火六邪，感应六邪，化气逼袭，皮肤为先，由表及里。
寒气凌逼，毛孔关闭，阻止散热，内热外寒，偶生寒颤，减少耗能。
暑热盛夏，天地之间，宛若蒸笼，热入体内，毛孔开启，排汗降温。
湿气缭绕，浸渍肌肤，逼压毛孔，壅塞气血，无以通透，瘙痒水肿。
燥气逼入，毛孔常开，耗枯津液，失荣脱泽，皮肤干燥，生屑蜕皮。
风为媒介，寒气借风，触及皮肤，侵入腠理，惊扰骨骼，若如刀割。
暑燥承风，体表毛孔，加速蒸腾，口干舌燥，耗损津液，脏腑失泽。
风为邪首，交融五邪，乍现无形，发生肇始，助推五邪，攻击脏腑。
身体强健，脏腑活跃，内外和谐，六邪入侵，正气内存，不足为惧。
病毒细菌，真菌线虫，必有外形，放大察验，内外结构，原形毕露。
病原生物，入侵机体，口鼻门户，抵达脏腑，定居繁殖，扩增实力。
繁殖后代，血液体液，借船渡河，四处散播，争夺营养，释放毒素。
毒素渗透，进入细胞，破坏功能，运行失序，加速坏死，诱发炎症。
病原客居，症状在肺，肺泡破裂，出血水肿，压迫气管，呼吸困难。
症状在心，炎症浸润，心肌萎靡，舒张收缩，急迫失常，扰乱房室。
症状在肝，细胞衰亡，损多生少，抑制造血，收支失衡，藏血匮乏。
症状在肾，肾脏小球，过滤失司，精微渗漏，内气不足，阳气虚脱。
伤及脾脏，免疫防线，缝隙决裂，多易失防，若居陋室，难御风雨。
病毒细菌，诸如此类，微小生命，入侵机体，突破防线，触伤脏腑。

脏腑紊乱，病原生物，趁机作乱，交错破坏，释放毒素，扰乱神明。
微小生物，皆为外邪，生产毒素，属阴非阳，欲克其乱，固本扶阳。
六邪病原，亦真亦假，万变之中，耗损阳气，不离其宗，培元固本。
六邪病原，知其变换，刚柔并济，固守元气，培植内气，邪气何干。

二、风为邪首，助力五邪

六邪之中，风为邪首，借力风邪，借力发力，侵袭肌表，扰乱脏腑。
寒气凛然，风力助威，如刀如刺，穿越袄裤，刺伤肌肤，由表入里。
风寒胜逼，伤在肌肉，牵动筋骨，动摇关节，屈伸不利，关节僵化。
暑热逼袭，毛孔大开，风鼓躁动，侵袭肌表，纵深直入，惊扰肌肉。
肌肉痉挛，牵拉韧带，联动关节，局域受限，直板僵硬，运动不利。
天气干燥，水分匮乏，天人相应，肌肤干燥，风动惊扰，蒸腾加剧。
皮肤失水，外失荣华，肌肉萎靡，活力丧失，累伤韧带，身困体乏。
风为邪首，五邪入侵，巧借风力，助推作乱，表在皮毛，辐射肌肉。
肌肉受限，必累韧带，韧带牵拉，侵扰关节，关节疲惫，阻断经脉。
六邪侵扰，风作媒介，交互转变，伤累筋带，错乱交融，由表入里。

三、中医诊治，十问辨析

中医诊治，望闻问切，问诊十问，每发一问，定根脏腑，辨证阴阳。
一问寒热，内热外寒，外热内寒，寒热虚实，表里呼应，洞彻其中。
二问汗液，汗血同源，在内为血，在表为汗，汗血通辨，辨析津液。
三问头身，头为总部，七窍布散，脑为髓海，神秘玄妙，通理周身。
四问二便，大便影象，消化系统，小便折射，肾脏膀胱，辨析表里。
五问饮食，生命运行，后天精华，精华为基，化生阴精，本源饮食。
六问胸腹，胸腹成腔，构筑三焦，五脏六腑，互动三焦，喜畅忌雍。
七问耳闻，九窍之中，肾开窍耳，肾强耳聪，肾衰耳聋，闻声无音。
八问干渴，血液阴精，滋养生命，盈润脏腑，映像水泽，利尔不争。
九问旧病，旧病新病，轻重缓急，标本各异，论证而治，标本兼顾。
十问病因，因果相连，八纲辨证，前后相随，因果多变，呈象阴阳。
个体差异，用药甄别，慎参机变，辨证阴阳，补亏抑满，贵在平衡。
妇女问诊，必问经期，经量多少，颜色深浅，迟速闭崩，虚实有分。
再添片语，儿科问诊，天花麻疹，皮肤异变，问全占验，不忘初心。

四、中风发论，审慎热补

身患中风，偏痹发病，百无一愈，十死有九，恐惧不治，多源误判。
古圣经典，定病有名，必指其实，各曰中风，发病属风，知为风病。
风邪入侵，贼入肌肤，侵袭筋骨，既为风病，主治病方，治风为本。
仲景用方，侯氏黑散，引风汤剂，防己地黄，大小续命，多用风药。
风入经络，内风外风，二气相煽，痰火滞纳，一时壅塞，唯先驱风。
驱风之际，继清痰火，调和气血，经脉行运，可以渐通，内外合和。
嗜好药味，中风治疗，人参熟地，附子肉桂，纯补用药，温热之品。
风火痰气，尽力补住，风靡体内，轻者变重，重者愈重，危及生命。
元气尚存，未伤脏腑，感邪略浅，必迁时日，身体偏枯，日久永废。
正邪交争，邪逼合凑，内气必虚，补益正气，以欲驱邪，务须辨证。
唯其正虚，邪凑入里，万当之急，速驱邪气，抑邪扶正，捍卫正气。
补益正气，药味走行，调整机能，邪气顺势，借机前行，顺势扩散。
邪气更补，正气愈虚，久而久之，正气全虚，不能持力，托邪于外。
宜用药物，驱风中药，少加扶正，以助驱邪，逼邪外出，通畅气运。
用药救治，譬如效法，盗贼入室，先驱盗贼，而后用药，固筑墙垣。
盗贼尚在，先固墙垣，补药托邪，犹之用药，增家家人，防御盗贼。
审慎辨析，纯补用药，药物性味，断无一效，专性补正，无益内邪。
若如家人，非忠行事，专御盗贼，或有异变，不驱盗贼，并助盗窃。
病发呈象，阴阳虚实，寒热表里，治病之法，久病属虚，骤病属实。
所谓虚证，谓曰正虚，所谓实证，谓曰邪实，中风急暴，实邪无疑。
行动如常，忽然大虚，眩晕昏仆，或属阴虚，阳虚感热，感寒有别。
治风方中，随症加减，诸法俱成，豁达变通，灵活用药，纠正体偏。
中风发病，苟无伤脏，不为绝症，尚有可治，审慎根源，慎用热补。

五、臌膈病症，辨别缓急

臌膈发病，发病异变，病发危急，临症制宜，然臌可治，膈不可治。
盖臌为病，有物内积，证为属实，膈者发病，不能纳物，病症属虚。
病发呈象，虚实有别，实者可治，病发虚者，多难救治，洞悉阴阳。
臌者为病，肠胃衰弱，不能运化，或痰或血，或气或食，凝结于中。
发病呈状，致臌胀满，治疗之际，先下结聚，后补中气，调理肠胃。
临床救治，鸡矢醴方，治疗臌病，后世治臌，亦多见效，清理内积。
五行五脏，肝脏归木，心脏属火，脾脏归土，肺脏归金，肾脏属水。
脏气已绝，臂细脐凸，手心及背，病发平满，青筋绕腹，恶证惟难。
若有膈证，肝火犯胃，五行之中，肝木克土，木来侮土，谓之贼邪。
胃脘枯槁，不复用事，唯留一线，细小通窍，痰涎瘀血，闭塞通窍。
饮食五谷，五谷堆积，不能下达，勉强纳食，饮食不化，仍复吐出。
五谷入胃，气传肺脏，五脏六腑，皆以受气，食既不入，脏腑枯竭。
膈病症候，能少纳谷，不出一年，病危生命，断不纳谷，不出半年。
五行之中，金木相克，春得疾病，多亡于秋，秋得病疾，多亡于春。
卒然呕吐，或有呕吐，时目时发，或年少壮，谓名反胃，非为膈病。
类臌症候，浮肿水肿，或宜针灸，或宜泄泻，病象殊异，治亦随变。

六、寒热虚实，真真假假

病发大端，症候呈象，阴阳表里，寒热虚实，必辨真假，后治无误。
或有假寒，寒居在外，热积在内，身虽大寒，体内积热，恶饮而热。
假热病患，热客在外，寒积于内，身虽大热，而恶寒饮，彼此大较。
假实呈象，外形坚实，颜面神衰，脉象呈变，浮洪芤散，皆现病脉。
假虚呈象，外形衰弱，内气尚存，神气全满，脉象呈变，静小坚实。
发病之际，个体异质，体质虚实，症候呈象，应象表里，证有虚实。
怯弱之人，内气不足，遭遇伤寒，或遇伤食，身体内虚，证发见实。
身体强壮，肌肉筋骨，强大有力，失血劳倦，内气丰盈，人实证虚。
症候病象，虚虚实实，实实虚虚，八纲辨证，问根阴阳，通透源头。
或宜正治，或宜从治，或宜分治，或宜合治，或宜从本，或宜从标。
寒因热用，热因塞用，上下异方，煎丸异法，补中兼攻，攻中兼补。
仁心不惑，精思妙术，随变生机，病势千端，立法万变，明断真假。
穷思道术，博求古法，神明通透，阴阳五行，六经八纲，谨记于心。

七、内伤外感，审辨病源

心主神明，内心情志，化生七情，七情化气，逆袭五脏，谓曰内伤。
四时更替，风寒暑热，燥湿六邪，六邪气运，侵袭攻击，谓之外感。
内伤外感，二者发病，病发症候，形同因异，病因相同，症候各异。
发病根源，全乎外感，或源内伤，内伤发病，兼感外感，外感内伤。
病因症候，互相出入，参错杂乱，治法迥殊，探求根源，对症用药。
内伤发病，多源神志，化生为气，气机逆袭，伤损五脏，功运失序。
风寒暑热，燥湿六邪，外感发病，起于经络，由表及里，循序渐进。
轻重浅深，先后缓急，或分或合，一或有误，疏忽大意，为害深重。
熟读内经，感悟伤寒，细心体悟，病虽万殊，条理井然，明晰决判。
通透八纲，定标阴阳，毫无疑似，出入变化，洞察末节，无不应效。
病因症候，彷徨疑虑，心无主见，杂药乱投，全无法纪，屡试不验。
心无定数，用药治病，不咎己误，审病不明，反咎药味，多致谬误。

八、病情传变，审慎用药

病疾发生，机体应对，脏腑呼应，正邪交争，动态演化，循序转变。
传变循规，伤寒发生，太阳经病，传入阳明，见肝生病，知肝传脾。
痞病变臌，血虚发病，传变浮肿，预知疾病，因果相随，重在预防。
传变无定，或有病患，本体运行，先有受伤，天时不知，感惑时气。
或有调理，失宜行偏，更生他病，无定转变，不能预知，审慎防范。
发病之初，皆当审慎，小心谨慎，病后增病，正虚益重，轻病变危。
经变传变，病已传变，标本缓急，先后分合，用药之际，两处兼顾。
统筹用药，不杂不乱，渐次修复，无有预防，新病日增，无所休止。
误药传变，复发多端，偏执药性，过于寒凉，寒邪内积，成寒中病。
纠偏太过，过服温燥，成热中病，过度攻伐，伤耗内气，元气大虚。
过用滋润，脾气不实，药有偏性，不可固执，变通根本，审慎用药。
大病之后，邪未全退，不察病气，不辨脏腑，用药救治，错上加错。
邪未全退，即用附子，肉桂熟地，麦冬人参，白术五味，黄肉药味。
邪火顺势，尽行补涩，始若相安，久之气逆，升发化痰，胀满昏沉。
邪气元气，二气相并，病后大虚，邪气固结，诸药无效，不可不察。

九、病同人异，治法有别

天地气运，化生万物，万物自然，分享共性，亦存个性，个性唯一。
万物之中，人类殊异，外构框架，皮肉筋骨，内藏脏腑，气血守护。
脏腑化气，营卫呼应，折射在外，映象经脉，经脉循环，交织成网。
民生病疾，同生一病，治此则效，治彼无效，不惟无效，反生大害。
穷究根源，个体外形，性格情志，生活习惯，个体异质，病同人异。
心主神明，化生七情，喜怒哀惧，合爱恶欲，化气逆袭，受感各异。
人体结构，强悍怯弱，各自不同，风寒暑湿，燥热六淫，受感殊异。
机体气运，或强或弱，人体质性，或阴或阳，生长环境，有南有北。
性情呈现，有刚有柔，筋骨质地，有坚有脆，肢体应变，有劳有逸。
年力差别，有老有少，生活奉养，膏粱藜藿，心境修为，忧劳和乐。
天地气运，四时更替，寒暖不同，受病蔓延，深浅各异，缓促有别。
方同药同，一概施治，中切病情，人体气运，迥乎相反，利害相反。
临证救治，心细至微，审慎病患，轻重缓急，大小先后，种种不同。

十、病症不同，变通策略

机体运行，九大系统，系统协同，联动发力，交织互动，生命有序。
情志六淫，累伤组织，发生疾病，波及系统，一病发生，多现数症。
身受伤风，太阳经病，发病呈象，恶风身热，自汗头痛，谓太阳病。
诸多症候，兼有泄泻，不寐心烦，痞闷症候，复合一处，太阳兼症。
如发疟病，往来寒热，呕吐畏风，口苦症候，复合成疟，疟病本症。
若疟发病，而兼头痛，胀满嗽逆，便闭症候，复合症候，疟疾兼症。
若疟发病，下痢数行，两种疾病，并行发病，不谓兼症，谓曰兼病。
疟为一病，痢为一病，二病之中，各有本症，各有兼症，不可胜举。
循序类推，发病与症，分并交合，数以千万，临症制宜，变通融合。
用法救治，或当合治，或当分治，或当先治，或当后治，或当专治。
或当不治，审慎辨析，阴阳表里，寒热虚实，轻重缓急，次第奏功。
心生混乱，倒行逆施，用药不专，杂乱无纪，病变百出，贻误时机。

十一、病同因别，深悟三生

阴阳五行，相生相克，牵制守衡，四季更替，万物相应，生长收藏。
变化行运，前后相随，人身受苦，谓之曰病，致病源由，谓之曰因。
同为热证，或为风袭，或因寒侵，或有积痰，或因进食，或因暑湿。
或因阴虚，虚火上升，或因情志，郁怒忧思，或因劳怯，或因虫病。
发病之际，知病原因，病发热病，药物救治，洞悉药性，综合统筹。
发病为热，呈象热症，致热原因，多有不同，用药组方，药味迥异。
病因不同，治法各别，药方相同，用量不同，因人而异，一病多法。
体型强弱，年岁情志，人各不同，病发之际，非止一症，多有兼症。
身热腹痛，腹为一症，腹痛原因，亦复不同，身热相合，或有个别。
感寒身热，腹内积寒，气运凝滞，壅塞而痛，身热腹痛，彼此相合。
寒邪入侵，发病身热，腹内伤食，壅塞肠道，腹内疼痛，彼此各别。
身热腹痛，二者各别，必审食物，食物形性，察辨寒热，辨证用药。
立方之法，切中病源，分析主次，后定用方，巧妙用药，消解二症。
不问不察，本病源出，兼病有因，心无定数，徒信某方，草率行事。
疗效偶显，投之或愈，再治他人，不但不愈，反增他病，必然自疑。
悬壶治疾，终身治病，三生深悟，千斤身躯，历症愈多，愈生敬畏。

十二、亡阴亡阳，合和阴阳

五脏六腑，运行化气，动力推进，机体运行，化生精华，气血津液。
心肺互动，动脉静脉，血液循环，携带精华，滋养周身，泽润脏腑。
阴阳为基，气行统血，气为血帅，血行化气，血为气母，气血同源。
夺血无汗，夺汗者血，血属为阴，汗多亡阴，止汗之法，凉心敛肺。
阴阳合和，生命化生，首化肾脏，真阳之气，龙雷之火，依附着肾。
五行之中，肾水克火，龙雷之火，随水上济，汗出甚烈，阴精耗竭。
水火不济，寒凉制衡，虚火灼灼，内火愈炽，唯用大剂，人参附子。
佐以药物，性味咸降，童便牡蛎，冷冻饮料，直达下焦，真阳徐降。
真阳下降，龙雷火气，折返回位，依附肾脏，守护生命，汗出随止。
大汗亡阴，真气悬绝，亡阴亡阳，治法迥然，转机之际，顷刻瞬间。
阴阳生克，二气行令，阳气未动，阴药止汗，阳气耗散，阳药止汗。
龙骨牡蛎，黄芪五味，收涩药味，阴阳气运，皆可平复，随宜而用。
亡阴亡阳，二者交并，分明界限，慎察症候，用药无误，明辨分界。
发汗亡阴，阴津耗竭，身体畏热，手足暖温，肌肤灼热，汗液腾热。
汗味咸涩，口内干渴，多喜凉饮，气息粗呼，脉象洪实，阴不慑阳。
发汗亡阳，阳尽阴存，阴多阳亏，身反恶寒，手足厥冷，肌凉汗冷。
汗味淡黏，口不内渴，喜喝热饮，气息微微，脉象浮数，空空如葱。
寻常发汗，正汗热汗，邪汗自汗，审慎对待，洞悉源由，合和阴阳。

十三、病发多端，或好或恶

病发难易，治病能愈，病发非难，断病必愈，病必不愈，病发危难。
身患病疾，皆非死症，上医治病，时空穿越，通透阴阳，八纲辨证。
外感内伤，症候各异，皆可参考，略有治疗，巧妙用药，自能向愈。
病情轻微，纵不用药，脏腑和谐，化生正气，驱散邪气，亦能渐痊。
病势危迫，调和身心，对症用药，生活规律，邪气渐退，自能向安。
救治病愈，非医能事，轻重病疾，一见症候，能决生死，悉病难易。
天人相应，感悟生命，医道问极，把握要害，通达活用，百无一失。
病发轻微，预知其愈，病发危重，预知生亡，循象溯源，把握根本。
病象惟轻，能决缓急，病势危重，能断生亡，难易瞬间，审慎阴阳。
邪气已去，人体元气，与病俱亡，一时虽安，真气不复，亦然危重。
正邪交争，两虎角逐，一虎虽胜，气力脱尽，补益内气，培植元气。
发病不愈，人亦不亡，邪气虽盛，元气坚固，邪气元气，二气相并。
用药大攻，恐伤正气，借药小攻，邪不动摇，若油入面，一合难分。
邪气尚存，元气盈满，发病之际，不至危重，用药知度，驱除病邪。
邪气蔓延，袭入脏腑，疾病与人，二者俱尽，病发经络，俱存易治。
内外轻重，彼此有别，病发之始，可征端倪，良工自知，时当防微。
深通经义，瞻前顾后，穷源极流，调息节律，预防为主，防患未然。

十四、因小失大，猝不及防

情志内伤，六邪外袭，身发病疾，轻重缓急，猝死之人，时有多见。
危急关头，内中可救，十之七八，不可救治，十之二三，少之又少。
内外无病，饮食行动，生活作息，一如既往，忽然而亡，追本溯源。
脏腑经络，本无受病，猝然之际，感犯外邪，外邪强盛，袭入身体。
恶风秽气，鬼邪毒厉，袭入人体，闭塞气道，经脉滞纳，不能转动。
内气阻绝，联动脏腑，神志不清，昏闷迷惑，久滞不通，积患愈深。
气愈聚集，壅塞愈加，气不通畅，若如系绳，勒绑于颈，气绝则亡。
辨别体质，审察原因，知悉所犯，对症用药，用法救治，通性气运。
气运行令，驱散邪气，气运为帅，通畅经脉，推行血液，恢复常态。
机体寒湿，化生恶秽，痰涎壅塞，阻遏气道，机体乏力，缺氧猝亡。
通畅气运，沉降痰液，多有苏醒，身发痰厥，痰液壅塞，厥逆气运。
知病根源，审慎病情，皆能治疗，脏气萎靡，唯脏绝症，难救逆回。
生命运行，劳心思虑，或酒不节，或房过度，恼怒不常，神志癫狂。
五脏之内，精竭神衰，真气元气，唯存一线，未断牵连，行动如常。
偶有感邪，上冲元气，一时断绝，气脱神离，顷刻而死，多不可救。
猝死最急，审慎应对，暴遇鬼神，适逢冤谴，怪异之事，不在疾病。

十五、病有异邪，正气克邪

外邪内伤，人体发病，受邪发病，必存受处，病处昭然，应者斯至。
机体运行，精神充沛，内外一体，表里如一，外邪飘忽，不敢犯身。
唯其运行，防御亏虚，侮侵集聚，凡生疾病，鬼神所凭，借机偷入。
人体有形，异邪无形，实能祸人，明透机理，病情症候，审慎应对。
鬼神化气，发病作乱，发病入侵，犹如外邪，风寒暑湿，侵袭身体。
卫气亏虚，身多受寒，荣气亏虚，身多受热，神气亏虚，魂多受鬼。
人精气神，神归属阳，阳衰之际，邪鬼凭机，五色厉鬼，客舍五脏。
阳气亏脱，卫气微弱，防御失固，阴差阳错，多遇鬼邪，侵袭身体。
经络穴位，鬼床鬼室，悬疑穴位，皆赖神气，充塞其内，通畅气运。
神气亏虚，鬼神化邪，得机凭入，犹如风寒，化生外邪，皆能伤人。
善治寒病，壮其阳气，善治热病，养其阴气，治在鬼邪，充盈神气。
机体运行，或有因痰，或因思惊，化生异变，当求根本，对症救治。
明理参悟，遇事之际，穷事缘故，无所诱惑，不偏不倚，通道明正。
心神有偏，昧心行事，遮掩事理，颠歪事实，愤愤错误，多遗后患。
天地气运，阴阳生克，万物有形，形后藏神，交互作用，微妙纠缠。
发病在外，症候多端，情志六邪，针石药物，触犯鬼神，敬畏可愈。
谴债冤鬼，发病数端，自作罪孽，深仇不解，祖宗贻累，大过害人。
害人留证，证据凿凿，三教不容，见于经史，目睹甚多，发病怪异。
天地之间，伤害天理，违逆大道，怪异病疾，药石祈福，或有转机。

十六、肾虚非阴，重辨阴阳

五脏肾脏，肾主藏精，人体元气，肾气为基，缥缈依附，若如一体。
肾脏亏虚，房劳过后，或有遗精，感冒风寒，发热耗精，谓曰阴证。
肾气亏虚，自谓阴证，罔顾现证，惯用药味，参术附桂，干姜地黄。
药味呈性，温热峻补，补益肾气，谓之阴症，寒邪化气，中三阴经。
肾脏阴证，辨析阴阳，察辨体质，八纲辨证，六经传遍，洞悉深悟。
房后感风，中风发病，发病轻微，少阴肾经，风寒发热，仍用麻黄。
邪气客表，机体发热，驱热散表，麻黄细辛，发汗解表，审慎温补。
重托温补，补益瞬间，助力正气，亦推风寒，风寒纵深，伤累肾脏。
体质阴虚，阳气偏盛，身感风寒，入太阳经，仍属阳邪，发热甚烈。
阳热甚烈，兼病症状，燥闷烦渴，尤宜清热，驱散热邪，宜用咸寒。
外邪内伤，侵袭五脏，直切三阴，太阴少阴，厥阴三经，身已大亏。
内气不足，触伤元气，真气萎靡，阳气已虚，发病呈状，阳虚正亏。
身无壮热，精神萎靡，恶寒倦卧，厥冷喜热，方用温散，终无滋补。
久虚体质，伤寒瘥后，房事不慎，又发寒热，谓女劳复，复患大症。
体质久虚，尤宜峻补，古人治法，猪皮一升，煎汤内服，滋阴扶阳。
身体无病，房后感风，审慎热补，治病用法，望闻问切，变通治疗。
临证制宜，组方不难，唯有难处，难辨阴阳，表里寒热，真假虚实。
身体强壮，六脉沉迟，表里绵绵，体表畏寒，三阴寒证，亦从阴治。
脉症应象，系为阳邪，发热烦渴，无三阴症，本体虚弱，亦从阳治。
阳明大热，宜用葛根，白虎汤方，瞬息之间，病入三阴，改用温补。
阳症转阳，宜用凉散，阴阳辨析，把握要旨，对症用药，纠正其偏。

十七、病发吐血，咳嗽病危

人体异质，发病呈象，症候各异，病发吐血，多源虚劳，审慎决断。
吐血多样，症候交互，久咳成痨，不咳不痨，间有吐血，时偶咳血。
吐血呈状，狼狈不堪，吐血止停，周身无病，饮食如故，精神升发。
亡血之后，或有阴虚，体内积热，或源筋骨，疼痛发作，绵可服药。
咳嗽喘息，止休咳血，病气仍在，日嗽夜嗽，痰壅气逆，久病数年。
咳嗽不止，肾中元气，震荡不宁，五行金水，肺为肾母，母病连子。
人体肺脏，五脏华盖，谷气入胃，化气传肺，五脏六腑，皆受谷气。
清气为营，浊气为卫，肺朝百脉，脏腑营运，耗用精华，皆取肺脏。
肺脏发病，脏腑之间，无以输精，一年之中，脏腑枯萎，三年亏竭。
发病咳嗽，谓曰真劳，不治之疾，外科癣病，内科咳喘，皆属疑难。
咳嗽多变，虽不危重，嗽有时缓，饮食起居，如同日常，多无改变。
患者病发，善于调摄，延至三年，起居如旧，间或一发，静养即愈。
亦存个例，病患不咳，血证屡发，肝竭肺伤，亦变咳嗽，日久病危。
不善调摄，以轻变重，伤累脏腑，耗损元气，气血瘀滞，以决血证。

十八、胎产惟难，气血为基

妇人病疾，类型多样，多源气血，最重二端，堕胎难产，病发难治。
常规思维，治疗堕胎，惯性思维，纯用滋补，治疗难产，专于攻下。
难产发生，非源一端，源于虚滑，十之一二，源由内热，十之八九。
胚胎发育，赖血以养，胚胎化生，经事不行，冲任阴血，胚胎吸收。
血用过度，无血下行，苟是有血，或是不足，胚胎枯竭，多有下坠。
阴血不足，内热火盛，阳旺阴亏，古人养胎，专以黄芩，滋阴生阳。
阴血化生，必由脾胃，营卫之首，纳欲为宝，用药救治，白术为佐。
世人保胎，用参补气，熟地滞胃，气旺火盛，胃湿不运，生化衰微。
产育之大，天地化育，生命常态，顺其自然，大爱无声，本无危险。
产育危险，千不得一，世遭厄难，应在人事，道法自然，未尝深悟。
产妇效法，不可着急，切勿紧张，令早用力，气力早泄，用时无力。
婴儿出生，必转后下，过早用力，胎先下坠，断难舒转，方向错位。
婴儿错位，横生倒产，多发害生，复又用力，羊水骤下，胎已枯涩。
难产瞬间，产子妇人，不知病情，收生稳妇，亦不知悟，病发难治。
际遇难产，用药效法，交骨不开，胎元不转，种种诸症，各有专方。
或宜外润，或宜下降，或宜温助，或宜用凉，随症施治，辨证治疗。
治疗大端，养血为主，盖血充足，血可化气，气血双盈，诸症自消。
大脱阴血，冲任空虚，经脉娇脆，产妇强健，不以为然，耗竭内气。
轻举妄动，用力稍重，冲脉断裂，气冒血崩，病发危重，亡在顷刻。
生产大忌，举手上头，伤累经脉，气血崩溃，生产之家，不可不知。

十九、最好药物，无药可用

机体行运，气运行令，脏腑失序，身体呼救，症候呈象，映象脏腑。
身患病疾，纷繁多样，病种无数，亦有病疾，不宜服药，如黄疸病。
邪气积聚，缥缈环绕，包裹脏器，尚未成囊，组方煎药，病轻俱效。
内邪日盛，根深蒂固，裹囊已成，用药组方，非补邪气，善伤正气。
用药纠偏，无助正气，反增邪气，药反有害，纠偏不当，阴阳失衡。
若遇轻病，裹囊未成，服药有效，裹囊固密，邪气纵深，百无一效。
用药组方，疾病救治，多用药味，性味轻透，或破其囊，或消恶水。
疾病救治，心理调适，修身养性，生活调理，改善起居，作息有常。
天地气运，地域差别，人体各异，八纲辨证，针石汤药，对症用法。
秘方传授，技艺绝伦，独到之处，扬长避短，救治顽疾，非泛煎丸。
外邪入侵，情志内伤，痰饮病疾，亦有外囊，常药救治，亦不能愈。
邪气久积，吐血久痞，得药受益，少之甚少，用药误治，多之又多。
以身试药，无至稳妥，必效用方，宁不服药，切莫伤人，贻误生命。

二十、司天气运，平和为期

论道医学，欺人嫁接，耳食盗学，欺空无基，高谈奇论，骇人听闻。
欺人借用，或用剿袭，邯郸学步，彰显渊博，彼亦自知，全然不解。
耳食盗学，窃听他人，偶阅先古，经典著作，略记数语，自信为己。
不悟经典，道听途说，偶拾片语，自得奥秘，大言阔论，口若悬河。
近人谈论，司天运气，四时五运，五运六气，天地气运，变幻无穷。
司天气运，民遇当病，厥阴司天，风气主令，当年发病，皆当风病。
诸般议论，所谓耳食，司天运气，天人相应，应验先候，现候脉变。
少阴司天，两手寸口，左心右肺，脉象不应，厥阴司天，右寸不应。
太阴司天，左寸应心，脉象不应，若应在泉，尺脉不应，亦是如之。
脉象异变，不当其位，病发相反，脉症不一，病发危重，审慎应对。
至于发病，必观年岁，气胜定否，厥阴司天，风淫所胜，心痛胁满。
风淫虽胜，另生他病，不得主旨，风淫发病，风淫不胜，不从风治。
五行循环，相生相克，相火之下，水气乘出，水位之下，火气乘出。
五气皆然，彼此亢害，承制之理，纵使果胜，相克乘入，司天相反。
六气行运，有胜则复，无胜则退，岁半以前，气运行令，属之司天。
岁半以后，气运在泉，胜与不胜，二者殊异，病发之时，症无定论。
厥阴风木，司天行令，左气少阴，少阴君火，右气太阳，太阳寒水。
六气行运，左右之间，各气主令，计六十日，计有一岁，六气循环。
南北有别，气运交替，循环替位，天符岁会，三合不齐，太过不及。
欲辨明晰，年终之际，不能尽蕴，天地气运，营运旋转，顿悟玄妙。
人体得病，一岁之中，岁气胜复，得病根源，多态多样，通透根源。
见病治病，风淫于内，治以辛凉，六气循环，简便易守，辨证用法。
气运胜复，寒者热之，热者寒之，温者清之，清者温之，无问其数。
大道至简，阴阳交争，平和为期，气运大道，平正通达，顺应自然。

二十一、医道通治，明晰哲理

身患病疾，治疗病疾，效法天地，自然灾害，或源气运，或由人为。
天地气运，气运行令，自然气象，风靡天地，风雨无时，水旱成灾。
或由人为，四时更替，违逆气运，饮食作息，妄自纵欲，打破常态。
身患病疾，由乎先天，胚胎发育，干扰受阻，由乎后天，人力所为。
由乎先天，生命初生，虚弱柔脆，由乎后天，六淫为害，七情感伤。
先天病疾，病患审慎，善养生命，用药组方，调理阴阳，免于夭折。
先天发病，犹如天运，天生之乱，圣贤大德，大贤广慧，方可平息。
后天患病，风寒暑湿，火燥六邪，侵袭机体，诱发病疾，谓曰外患。
喜怒忧思，悲惊与恐，七情为害，谓曰内忧，治疗外患，用以攻胜。
四郊不静，用药用兵，莫失时机，选将出师，速驱除害，复原正气。
邪气未尽，轻用补药，邪气内陷，病发深重，治疗内伤，当以养胜。
纲纪不正，崇儒讲道，徐化导引，随任刑罚，严诛戮杀，祸端益深。
内气萎靡，正气不足，用药草率，轻用攻伐，正气消尽，病发危重。
大运盛世，不无玩民，刑罚不废，小寇扰民，遽起戎兵，补中有攻。
补中攻伐，不可太过，征诛年月，亦修内政，教养不弛，攻补有度。
然有贼首，稍存姑息，养患逐大，攻中之补，不误时机，当机立断。
身患小疾，邪积日久，必酿大患，驱除内邪，补益正气，固本扶阳。
天下大事，天下全力，行事不堕，天下小事，从容处之，遇事不扰。
身患大病，大药制服，病气无余，身患小病，小方处置，正气不伤。
施治有时，先后有序，大小有方，轻重有度，疏密有数，纯而不杂。
所用之药，各得其性，器使之道，所处用方，各得其理，调度有法。
医法效道，天地之道，小以喻大，明晰哲理，运筹帷幄，整而不乱。

二十二、五方异治，入乡随俗

无极太极，阴阳蕴育，阴阳生克，天地气运，化生万物，气象各异。
居处西北，生命气运，气深浓厚，凡受风寒，难于透出，重剂疏通。
居住东南，四时和煦，气浮而薄，凡遇风寒，易于疏泄，宜用轻剂。
西北地寒，当用温热，或有邪蕴，内反化热，药味选用，辛寒为宜。
东南地温，当用清凉，气邪随散，易善亡阳，耗折内气，当用辛温。
两广交地，汗出无度，亡阳尤易，药用附桂，温补肾阳，常用药品。
中州地湿，山陕高燥，四时更替，气运行令，机体运行，浸润其中。
外入异象，必问事宜，水土风俗，随地制宜，细调气机，各府有别。
一县地域，山地丘陵，河流湖泊，风气运行，水土滋养，亦存迥殊。
资产货物，源出地泉，皆能致病，久住居民，常年积累，验方极效。
东南西北，高山丘陵，平院山地，高原沼泽，气运殊异，民风有别。
恃己之能，固执己见，治竟无功，贻误治疗，耽搁时机，宜详审察。
湖州长兴，有河合溪，小儿饮水，水藏端倪，暗纳毒邪，腹中生痞。
服药无效，土人治法，用钱挂颈，两头悬坠，悬压乳头，剪断项钱。
线绳挂转，线挂两头，移向背脊，一并拽齐，线头尽处，黑点留痕。
脊存标记，宜艾灸疗，或用三壮，或用七壮，消解内痞，永不再发。

二十三、天时民生，审慎病疾

天地气运，数以百年，或一更易，时代气运，苍生时运，亦伴随应。
封建社会，战争混乱，自然灾害，膏泽不下，温饱难保，民声沸腾。
黎民涂炭，无以生计，生活维艰，身体瘦弱，用药救治，补阴益下。
盛世泰运，圣圣相承，以民为天，怜民疾苦，惠泽旁流，天地合和。
天地呈象，国泰民安，物华天宝，五谷丰登，欣欣向荣，生活富足。
冠饰朱缨，口燔烟草，膏脂暖衣，五行循环，唯火独旺，皆属阳盛。
阳盛上越，数年之内，用药治病，专以药味，芩连知柏，驱火救阴。
不通气运，不辨阴阳，不明虚实，误投温补，偏离初衷，发病重恶。
随症施治，应合天地，洞察时运，变通用方，因人而异，恰到其处。
洞察实时，顽固不化，固守己见，不思改进，用药组方，一意孤行。
用药之际，宁过温热，毋过寒冷，偏于温热，矫枉过正，偏离平衡。
中暑发病，或有症候，伏阴藏内，当大顺散，千中之一，或理中汤。
个体异质，凡遇中暑，皆理中汤，火上泼油，七窍皆裂，病发危重。
唯求除湿，不懂变通，托言祖训，重用苍术，药性味燥，偏上致偏。
恶习风菲，天时民生，不知推理，误引旧说，贻误时机，以害人命。

二十四、针灸微妙，时有失传

灵枢素问，著说立经，内容详论，天地气运，脏腑经穴，疾病证候。
疾病发生，临证制宜，为言针法，十之七八，为言方药，十之二三。
上古仁医，钟爱针法，针道惟难，方药容易，病乐服药，反苦避针。
后世治病，方药盛行，鲜少针法，昭然大失，精微难至，此为一失。
十二经脉，出入起止，前后相随，浅深左右，交错不齐，若如织网。
经脉走行，穴位顺沿，随经上下，深浅有别，各显功用，参差无定。
进针行刺，唯执身寸，务存差别，根据左右，一直竖量，不循曲折。
不通经脉，刺非循经，穴非精准，多有谬误，无见成效，贻误治疗。
两经合治，偏宠某穴，神乎其神，其余他穴，略指经脉，不指穴位。
灵枢终始，人迎脉盛，泻足少阳，少阳胆经，补足厥阴，厥阴肝经。
厥逆头痛，或足阳明，阳明胃经，太阴脾经，或手少阳，足少阴经。
双耳耳聋，取手阳明，阳明三焦，发病嗌干，取足少阴，少阴肾经。
不言穴位，有之为曰，泻子补母，身患病疾，略指几穴，此为二失。
病疾发生，脏腑表里，两经论治，井荥输经，合计五穴，曰五俞穴。
五穴行刺，冬刺井穴，春刺荥穴，夏刺输穴，长夏刺经，秋刺合穴。
唯言某经，不言某穴，大略经论，皆指井荥，五个俞穴，为之重点。
治病用法，经络走行，脏腑表里，穴位轻重，皆不言讲，此为三失。
内经用针，补泻有法，吸则内针，勿令气忤，静以久留，金箍邪气。
吸则转针，得气为故，候呼引针，呼尽乃去，大气出行，谓曰泻法。
呼尽内针，静以久留，以气至达，候吸引针，气滞不出，客留原处。
进针引气，推阖气门，神气令存，大气留止，补益气运，谓之补法。
迎和经气，内邪徐出，不按为泻，随运经气，内邪疾出，以按为补。
针法多端，转针运气，大指走动，为之曰泻，搓入为补，此为四失。
纳针候气，针刺气实，阴气隆出，至乃出针，针刺气虚，阳盛出针。

机体运行，气血津液，气远缥缈，无问其数，气至去针，勿复针刺。
难经有云，左手压按，进针之处，弹而努激，爪而下触，推行气运。
经脉走行，内藏气运，气运行令，走行呈势，状如动脉，徐徐而动。
顺势进刺，得气走行，因势内推，谓之曰补，动而伸展，是谓曰泻。
用针彷徨，时时转动，针下宽转，而后出针，不问气令，谓之五失。
经脉走行，皮肤肌肉，筋骨脏腑，进针行刺，深浅有别，随时而变。
春气在毛，夏气皮肤，秋气肌肉，冬气筋骨，春夏刺浅，秋冬刺深。
针刺随意，不论四时，进针深浅，分寸之间，心无定数，此为六失。
古人用针，疟疾伤寒，寒热咳嗽，脏腑七窍，诸般病疾，无所不治。
脏腑经脉，只治经脉，形体异变，痿痹屈伸，技艺失传，此为七失。
灵枢经言，血络论说，古人刺法，取血甚多，泄除恶血，言论最详。
头痛腰痛，大泻恶血，血络客邪，客舍血液，壅塞不通，必尽去除。
射血呈象，出血死黑，必令变色，见赤而止，病邪不除，反受毒害。
技艺不精，偶尔见血，病者医者，惶恐失据，手足无措，此为八失。
内经刺法，九变刺处，刺十二节，输穴针刺，远道而刺，经脉近刺。
络脉进刺，分刺毛刺，大泻而刺，巨刺淬刺，九种策略，谓曰九变。
偶刺报刺，恢刺齐刺，直针扬刺，输刺短刺，浮刺阴刺，傍刺赞刺。
技艺手法，共十二节，二十一法，辨证病处，组合用针，恰到好处。
视病所宜，妙用技艺，一法不备，一病不愈，技法单一，此为九失。
古人九针，镵针圆针，提针锋针，铍针员利，毫针长针，大针九种。
病发之际，症候各异，随病所宜，选针而用，一失其制，治病不应。
改针性状，大针呈状，古如员针，小如毫针，难除痼疾，此为十失。

二十五、行针进刺，心神合一

大端一失，若如引牵，功成尤要，更在心力，神志专一，手法精严。
神在秋毫，属意病疾，审视血脉，走形强弱，泄除内邪，刺多无殆。
经气至达，慎守勿失，深浅在志，远近若一，如临深渊，手如握虎。
心存敬畏，聚精会神，病患与医，神魂合一，交合互动，无惑众物。
伏如横弩，起如发机，专精敏妙，对标对靶，有的放矢，不误时机。
用针禁忌，随手下针，漫不经心，针法学古，心志不凝，气机不达。
体外用针，先后无序，迎随别异，心无定数，犹恐无效，错乱无序。
贵贱悬殊，劳逸有分，肥瘦存度，多少定数，更仆难穷，不加辨别。
进针瞬间，畏难就易，尽违古法，视针甚轻，针术不专，贻误时机。
灸疗用法，较比针法，所治病疾，十之一二，知针明理，灸自易耳。
进针敬畏，潜心体察，医患合一，以合圣度，聚精会神，必显神功。

二十六、水病针法，开渠疏导

经运壅塞，进针行刺，补泻经络，祛邪纳气，打通经脉，推进气运。
通畅经脉，助推气运，取穴甚少，打通气运，通畅经脉，表里呼应。
唯有水病，风肤胀满，进针行刺，多处进针，五十七穴，顺次而刺。
皮肤恶血，多处进刺，尽刺选取，清除血邪，新陈代谢，激发活力。
五行肾水，水旺之际，多克脾土，脾土衰微，脾主肌肉，肌肉萎靡。
肾脏脾脏，水土不合，遍身上下，皮肉皆肿，病发呈状，非特一经。
水气积聚，壅塞肌肤，仅刺一经，一经走行，所过之域，渠到走水。
他经积水，不得消散，四面水气，涌入汇集，并合一经，泻处亦满。
周身肌肤，肿满壅塞，进刺而泻，通畅经脉，驱散水气，水不复聚。
脏腑经络，选经定穴，五十七穴，水藏容纳，激活穴位，协同脏腑。
肌肤水肿，若禹治水，二者同法，洪水泛滥，追溯根源，江淮河济。
欲泻洪水，各引其经，近域众流，引水入海，天下之水，归河入海。
出水之后，审慎修复，强固堤坝，水肿消散，饮食调理，扶植正气。
五脏脾脏，五行归土，摄入水谷，脾主运化，化生精华，润泽周身。
脾土喜燥，恶忌内湿，方饮无食，方食无饮，饮食异居，水不从食。
无摄他食，百日之余，三十五日，症发难愈，轻者多愈，重者复肿。
患发水病，若如洪水，四溢开来，多处刺穴，五十七穴，疏导水流。
水肿发病，阴阳错乱，病发危重，善酿大患，八纲辨证，审慎应对。

二十七、病发多端，出奇制胜

病发经脉，有经有纬，疾病蔓延，有常无常，病发症候，或纯或杂。
症候脉象，阴阳表里，寒热虚实，有正有反，病发顺序，有整有乱。
遵循经书，身患病疾，固化循经，病无治法，病象实满，病发可愈。
辨别阴阳，虚实表里，变通感悟，借鉴经方，随机应变，切莫陈守。
熟读经书，内经难经，洞察症候，审视经络，辨别脏腑，受病发处。
七情六气，情志六邪，相感有因，内外分合，表里呈象，融通呼应。
气血聚散，有形无形，必存根据，凿凿可征，而后立方，谋划治法。
或先或后，或并或分，或上或下，或前或后，择药极当，立方极正。
大医精诚，寓以仁心，奇思妙想，深入病机，仁术济世，不拘一格。
症候各异，治病用法，精通技艺，如丁解牛，筋骨关节，游刃有余。
天下病疾，千绪万端，仁心用法，酝酿病机，纵有千变，一一呼应。
勤研精进，唯在平时，危难极险，参悟洞彻，病发多端，临事不眩。
一遇疑难，束手无措，冒昧施治，动辄得咎，心法不明，必遗大患。

二十八、病有缓急，因症而治

病发之际，症候呈象，寒热燥湿，轻重缓急，有当急治，或当缓治。
寒热暑湿，风燥六邪，外感六邪，猛悍剽疾，内犯脏腑，耗伤元气。
脏腑受累，正气尚盛，症候轻微，邪气方起，客舍居浅，尚未纵深。
邪气微弱，气血未乱，急驱外邪，逼出体外，易而且速，莫失治疗。
正邪交争，邪气深固，气血相乱，大伤元气，临证制宜，当以急治。
病机未定，邪气飘忽，急用峻攻，伤折内气，正气不足，邪气易横。
摄食伤胃，五谷不腐，消化壅塞，组方用药，先助消食，后通气运。
中焦推运，抵达下焦，化生渣秽，顺沿肠道，大便排出，自然渐愈。
用药错误，误选硝黄，峻药下攻，食在上焦，随药而下，逼入下焦。
食物生硬，尚未腐熟，未化五谷，滞纳肠胃，脂膜俱下，大伤脾胃。
久病不愈，邪气纵深，身体疲倦，沿经传变，病必生变，不当急治。
循序症候，类推余病，老少虚实，发病之际，分别照护，调整运化。
老少虚弱，扶植正气，元气渐转，正强邪退，正气胜出，病邪渐逝。
不明此理，唯求速效，补不当补，攻不当攻，阴阳颠倒，本末倒置。
天南还比，男女老少，虚实表里，人体各异，临症制宜，各存别异。
服药不验，转求他法，诛伐太过，至当愈时，为药所伤，不能痊愈。
人与天地，生气相应，虽有良药，用在非时，反能生害，走偏致病。

二十九、治病分合，参悟病机

一病发生，症候呈象，有重有轻，或急或缓，有表有里，当行分治。
如发痢疾，腹痛胀满，治疗之际，先后有序，或先胀满，或先腹痛。
发病胀满，病因不同，或源于食，或源于气，或先治食，或先治气。
腹痛之中，亦有不同，或因内积，或因寒滞，或先去积，或先散寒。
察望表里，审视轻重，追根溯源，内藏玄机，皆当审慎，定夺主次。
循序类推，分治用法，治标治本，侧重拐点，时机枢纽，自然可知。
寒热腹痛，头疼泄泻，厥冒胸满，内外上下，无一不病，当用合治。
病发根源，诸症之中，分门别类，择选重症，主攻用药，组方兼顾。
辨析余症，每症之中，专治之药，一味二味，组方用药，一剂皆备。
合治用法，分治用药，病发一病，合以数药，阅古圣人，参悟制方。
阅读本草，感悟玄妙，数病症候，一药统筹，主治用方，自然精良。
用药组方，通达机理，用药先后，自然有序，选用药物，精通性味。
病发之际，症候在外，映象八纲，洞彻药性，辨症应药，方可无误。

三十、发汗解表，审慎燥药

风寒暑湿，燥热六邪，六邪客舍，驱除内邪，唯用之法，攻里解表。
助推运化，发表疏解，开启毛孔，推行内邪，随汗而出，舒畅机体。
用药组方，当用轻淡，清爽芳香，牵引邪气，缓缓走行，皮毛透出。
选药发表，无犯中焦，无伤津液，仲景经方，麻黄桂枝，解表发汗。
机体运行，五谷摄入，化生营气，周身体表，卫气笼罩，缥缈守外。
发表唯恐，营中阴气，风火煽动，消耗阴津，不能润泽，托邪于外。
组方用药，解表之际，饮食调理，益啜薄粥，助推胃气，补益津液。
用药发汗，层叠耗津，汗为津液，发汗外排，必补津液，内外呼应。
组方不知，发汗用药，专用药味，浓朴葛根，羌活白芷，苍术豆蔻。
药味温燥，机体运行，风火并煎，复为燥伤，燥药愈燥，汗液无生。
汗液失化，津液不生，邪无依附，邪气不出，鼓动燥药，益复横肆。
邪气正气，二气相乱，邪火四布，疾伤津液，舌焦唇干，便闭目赤。
种种异常，火象熊熊，焦灼津液，身体愈热，神志渐昏，恶症百出。
若再发汗，阳火盛极，动耗真阳，肾水来救，元阳从之，大汗频泄。
阳气渐逝，亡阳之危，症候呈现，轻成痉症，遂发坏病，病发难治。
组方用药，燥药发汗，辨证阴阳，察明虚实，通悟表里，审慎用药。
燥药端始，源于东垣，着书立方，皆治湿邪，伤寒杂感，无涉其中。
后人崇尚，多用燥药，治疗外感，利弊瞬间，审视药性，端正用药。
治疗湿邪，药性药味，淡渗为主，猪苓五苓，鲜少用药，性味燥胜。
体内积湿，外感六邪，积聚体内，湿邪作乱，宜驱外出，兼以燥湿。
组方用药，禁忌专断，独用燥药，胜湿之际，燥味内攻，正邪飚争。
正邪交争，善伤元气，体内中寒，亦先发表，无用热药，寒气易胜。
胜寒之际，寒气内逼，乘虚陷入，外无出路，后以姜附，回升阳气。
误用燥药，发杂感汗，非古圣法，误解东垣，医道不明，多遗谬误。

三十一、病症内外，审慎发汗

病发之际，症候呈现，治病用法，发汗解表，驱除内邪，稳定功能。
组方用药，审慎发汗，汗后害人，危患见影，汗法治病，慎勿轻投。
汗后发表，身体微凉，重加防护，反复服药，必当汗出，疏解肌表。
六邪入侵，身患病疾，患病迫切，欲求得汗，务须辨析，八纲论证。
四时更替，寒温变化，秋冬之时，天气趋寒，居处过暖，尚无大害。
盛夏初秋，天热暑燥，体表卫气，开窍易泄，内外交互，加倍频繁。
居家室内，更加闭户，身着重衾，复投药味，发散汤剂，大汗不止。
大汗外泄，耗损阴津，阴不摄阳，阳气逐散，身体亡阳，多生异变。
汗未出时，烦闷恶热，汗液大出，卫气尽泄，多现阳衰，身体畏寒。
始发暖覆，犹属勉强，正值当时，欲不覆衣，机体畏寒，仍着厚衣。
愈覆愈汗，愈汗愈寒，久而久之，汗出如油，手足厥冷，病发危重。
危重之际，命悬一线，神气清晰，亦无痛苦，病医疑惑，不解缘故。
身患病疾，不可过凉，不宜太暖，生活有息，不令过汗，自然身心。
唯服药时，宜令小汗，大汗不休，若已脱尽，无可补救，危及生命。
盛暑时节，病居楼上，卧近灶所，时时出汗，多易亡阳，阴竭病危。
无病之人，一立其处，汗出如雨，加倍留意，饮水补益，阴阳合和。

三十二、病犯伤风，多难救治

六邪之中，身体异变，偶感风寒，头痛发热，咳嗽涕出，谓曰伤风。
伤寒论中，所言伤风，四时变化，风邪趁势，袭入体内，时行杂感。
人皆疏忽，不明此病，至难治疗，疾病蔓延，循经传变，生死所关。
伤风病疾，首伤皮毛，循入肺脏，肺为娇脏，寒热变幻，皆所不宜。
酷寒季节，邪气凝滞，藏而不出，太热季节，烈火烁金，善动血液。
太润潮湿，易生痰饮，太燥干地，耗损精液，寒热燥湿，不宜太过。
大泄发汗，汗出太过，发病阳虚，寒湿盛大，气运关闭，内邪结聚。
伤风杂感，忽视病疾，不避风寒，不慎饮食，经年累月，病机日深。
病邪纵深，或成血证，或成肺痿，或成哮喘，或成怯弱，比比皆然。
误治治疗，不可胜数，伤风不醒，善变成劳，临症制宜，组合用方。
一策驱风，苏叶荆芥，二策消痰，半夏象贝，三策降气，苏子前胡。
四和荣卫，桂枝白芍，五润津液，蒌仁元参，六策养血，当归阿胶。
七策清火，黄芩山栀，八策理肺，桑皮力子，随症轻重，加减用药。
伤风病疾，早避风寒，戒用辛酸，庶几渐愈，不加慎重，必酿大病。
辛燥药品，桔梗干姜，加以升提，无见其效，加以酸收，则必见血。
随用熟地，麦冬实肺，成劳病危，治疗伤风，辨证用药，防范反复。

三十三、寒热攻补，神明专一

机体运行，五脏六腑，阴阳互动，常人而论，虚证多补，实证宜泻。
病发呈象，症候多样，内气亏虚，身体虚弱，冒风伤食，证象现实。
身体强健，内气充实，身体强壮，劳倦疲惫，发病证虚，身体亡阳。
体本不虚，邪气纵深，邪气难出，至达极虚，外邪尚伏，隐藏体内。
症候呈象，种种不同，若纯用补，邪气益固，或专下攻，正气随脱。
病发未愈，彼病益深，用药组方，辨证虚实，补益之际，攻补同用。
用药组方，神明蒙尘，心无定见，恐前怕后，不通药性，多生谬误。
两药性异，一水同煎，彼此相制，攻者不攻，补者不补，莫若勿服。
两药性味，互不相制，分途别往，各自为政，走行脏腑，循入经脉。
补益之际，反当为攻，攻下之时，反所为补，不唯有益，反而生害。
用药组方，灵活变通，药味呈性，各尽所能，攻必攻强，补定补弱。
掘坎在地，高山流水，必先盈坎，而后前进，必不反流，顺势而行。
大黄人参，二药同用，大黄药性，自然性味，逐去坚积，不伤正气。
人参补益，自然性味，充益正气，错用走偏，反补邪气，扰乱功用。
临证制方，天地气运，生命运行，运筹帷幄，分经别脏，心神明朗。
发病疟疾，小柴胡汤，疟发之际，寒热往来，邪客少阳，少阳相火。
肝木郁郁，木邪侮土，脾土居中，中宫无主，消化失序，寒热无定。
组方柴胡，驱少阳邪，柴胡性味，不犯脾胃，人参补益，健中宫气。
少阳积邪，悠然自去，培植中土，土气自旺，柴胡人参，各归本经。
如桂枝汤，桂枝性味，走卫祛风，白芍走荣，重在止汗，各归本经。
神农本草，诸药专功，经方用药，前后呼应，用药之际，效法天地。
天下病疾，无存难治，不明变通，药性唯一，病情稍异，顾此失彼。
游移浮泛，棘手难病，神志不清，方相不明，纵药万种，无药可用。
古人用药，神明专一，制方成法，私心自用，攻补寒热，必然杂乱。

三十四、临病望闻，细问所便

身患病疾，情志变化，爱恶苦乐，若如病情，影响症候，虚实寒热。
诊察病情，望色切脉，可溯根源，患者自言，揭开面纱，病情尤真。
唯病明通，研判推断，可因言语，辨知定病，病发知处，而后治疗。
病患表述，不以为是，自知为真，临证施治，偏执己见，多有贻误。
病因同一，发病各异，病为中风，病患能食，病为中寒，不能摄食。
伤寒中风，断不许食，病已半愈，胃虚欲食，执意禁食，因饿病危。
伤寒发病，口渴欲饮，稍稍与饮，实火烦渴，得水则解，未禁冷水。
临症治病，欲饮冷凉，一概而禁，伏暑发病，妙用西瓜，病发即愈。
病患发病，哀求欲食，断绝不与，体内缺水，津液匮乏，烦渴而亡。
身患病疾，性情气运，有受温热，有受寒凉，有不受补，有不禁攻。
体质各异，执拗用方，固执己见，多酿错误，治病之法，无一切中。
临症病患，细问所便，病患难便，病情真实，映象见外，倍加关注。
病患大热，反欲热饮，多为假热，实为真寒，寒战饮寒，假寒真热。
阴阳类推，八纲辨证，病患症候，药物性味，循序利导，化解症候。
唯有病患，本性嗜好，嗜好病疾，治疗之际，二者相害，宜多开导。
人本喜酸，或得嗽症，则酸宜忌，患本喜酒，得病湿病，酒宜戒除。
不可纵欲，助益病症，喜好病症，二者无碍，病患所喜，从患方便。

三十五、古圣精义，心神合一

患病体虚，身患实邪，旧怀他病，新病旧病，病势相反，症候各异。
千金身躯，兼患二病，病因相反，或外或内，或上或下，各显症候。
临证治疾，踌躇束手，不敢下药，不通古人，制方之道，用药之妙。
先圣用药，唯病是求，以药治病，若生一病，一药以治，病症呼应。
人患病疾，组方救治，专至于病，重在驱邪，不至纵深，以生祸端。
身体强壮，留病不去，迁延日久，耗竭精神，心力憔悴，神魂若失。
性本怯弱，本无攻伐，或有伤寒，邪入阳明，硝黄下药，精气自复。
怀孕妇人，忽患癥疾，必用药味，桃仁大黄，以下癥积，去瘀自安。
身弱年老，久病之人，或宜发散，或宜攻伐，明辨血气，慎用补益。
伤寒病愈，食复发病，女子劳复，皆治其食，清除内火，病后不补。
唯视病疾，所留之处，用药攻伐，切病即止，调整气机，培植正气。
不能切病，或偏或误，或有太过，不病之处，亦多损伤，病患自危。
谓曰有病，药当对症，疑难之际，多存顾忌，不敢对症，专心用药。
古圣精义，不能通透，用药无主，视病不明，辨证不通，审方不真。

三十六、病发深重，非用浅药

病发之际，阴阳辨证，内外通透，组方用药，治法无误，终无显效。
追根溯源，病气深痼，泛然方药，药力不达，莫能驱邪，消除病疾。
病在皮毛，荣卫之间，邪气走行，客舍甚浅，驱邪解表，邪气易出。
外邪情志，气运不畅，邪气汇聚，与日累加，病势极重，感邪至深。
邪气纵深，顺势蔓延，脏腑筋骨，逐成痼疾，劳怯痃隔，风痹痿厥。
邪气日积，感非一日，客舍至深，脏腑筋骨，如油入面，相并正气。
病家不知，用方不效，屡易医家，杂药乱投，病发日深，元气逐败。
医家病家，不知此病，一二方药，寻常治疗，欲求显效，纵难应效。
集方成书，风痹重症，前录古方，数首方药，后附多方，治方数药。
遍读通经，考病种类，病发根源，变迁情状，细询历程，服药正误。
广求旁证，古今以来，遇症组方，对症用药，灵活变通，多法组合。
时时消息，显效与否，神明变通，痼疾虽久，医患同心，多可救治。
顽固偏执，徒执数方，屡试不效，不明变通，谋计遂穷，多生错误。
欲治大症，学问深博，洞悉三才，心思精敏，专心救治，渐能奏效。
病发至深，危重极久，诸药罔效，忽服轻淡，病乃获愈，必用专方。

三十七、愈病之日，有期无期

病发之际，病邪侵袭，由表及里，依次循入，治病用法，缓急有别。
当欲速愈，皆当早治，药切中病，则病愈速，治缓误用，病愈推迟。
亦有病疾，不论治期，或迟或早，病邪驱散，疾病愈期，为一定数。
内经有云，邪气袭入，客舍身体，正邪交争，以胜相加，定夺善恶。
正气胜出，病生而愈，正气不胜，病发危重，正邪僵持，各得其位。
正邪交争，愈期不一，发于阳经，七日而愈，发于阴经，六日可愈。
风家表解，不了了之，十二日愈，静养调摄，以待时机，莫乱投药。
病发不愈，多方取效，更用重剂，慰藉功效，即药不误，反伤元气。
倒行逆施，药不对症，不唯无益，反助邪功，酿生大害，审慎知悟。
本源之病，组方用药，培植正气，渐复精神，病去复原，若茧抽丝。
外科治病，起发成脓，生肌收口，亦如痘症，病多反复，难断日期。
临证治病，治病有误，迁延生变，欲强速效，揠苗助长，反生大害。
投药不效，自疑未当，正气胜出，特时未至，以试别方，前方遗害。
错误试药，愈换愈重，久治不效，更换他医，假象错乱，各执一词。
验方对症，遍阅前方，知其不效，复更他药，偏离方向，愈治愈重。
疾病发生，阴阳相随，症候多样，变化无常，病发愈期，皆为自然。
病家心急，以期近效，医者审知，当明告知，二者同心，愈期有期。
倘或不信，必欲强行，另立良方，用药轻淡，以应患求，待其自愈。

三十八、治人病疾，必考其验

天下之事，口舌之争，成败得失，信与不信，无从考究，是非难定。
治病救人，效验可征，为医治病，术业不同，性悟有别，疗效反差。
古人用药，非宿痼疾，其效甚速，择医治病，皆惯惯然，莫能辨知。
内经有云，一剂知效，二剂病已，复杯而卧，一剂愈好，不必尽剂。
古人通达，审病精微，用药精当，临症制宜，一剂二剂，多见显效。
治病用法，先立医案，洞悉病症，归属脏腑，方中用药，专治某症。
用药服后，身患病疾，应时减去，倘或不验，必求源由，思效改法。
或有异变，期效不应，反有他效，必明道理，辨别症药，求效用法。
反增他症，或病反重，躬身反省，致害缘故，深悟症候，彻明药性。
每日三省，勤读医案，博考医书，期于仁心，道术合一，病愈而止。
发病之际，不能速效，或其症候，只可小效，或不可治，诚心感悟。
预立医案，明通医理，然后立方，不得草率，随意组方，冒昧施治。
万般自考，自然有过，内心必知，渚心好学，孜孜不倦，日进悟道。
行医济世，唯记方数，择药数种，不论病症，敷衍塞责，必酿大错。
治病之际，偶尔得效，自以为功，其或无效，或至于死，诿病无常。
天地气运，阴阳变化，个体有别，四时五运，潜心感悟，多成良医。

三十九、身患病疾，防微杜渐

疾病始生，病浅易治，久病不愈，病发难治，不治已病，治在未病。
病已生成，临病用药，临阵筹粮，渴而掘井，斗而铸兵，贻误时机。
时气不和，身患病疾，寻根邪由，邪舍腠理，时以速治，多可愈好。
病患忍言，数日乃说，邪气入脏，脏腑失序，营卫不和，危重难治。
昔日扁鹊，见齐桓公，病发腠理，三见之后，深入脏腑，不治而逃。
六邪侵袭，情志淤塞，邪客浅表，疾速治疗，历圣相传，如出一辙。
病邪始入，风寒既浅，气血脏腑，尚未累伤，自然治疗，病多易愈。
心存侥幸，大意粗忽，邪气深入，与日走深，正邪相乱，攻邪碍正。
不明阴阳，不通药性，欲扶正气，反助内邪，邪气渐去，正气萎靡。
得病之后，更获邪伤，劳动感风，伤气伤食，病后加病，尤极危殆。
客馆道途，沿途劳累，置身他乡，人体患病，病发之处，往往难治。
外走他乡，非若寻常，患病之余，不能如家，清净安适，速早救治。
沿途跋涉，复加劳动，偶感伤寒，病邪趁势，纵深而入，病深难治。
四时五运，机体运行，少有不适，实时调治，不可忽视，致病渐深。
人当深省，不可勉强，强支身体，使病更增，贻留穷害，唯难治疗。

四十、症候辨证，辨别真伪

阴阳生克，内外呼应，病发之际，个体有别，症候各异，纷繁多变。
一病数症，病同症异，症同病异，症病相因，症候病疾，不相因果。
合并曰病，分开曰症，组方治病，一药一症，数症定病，数药成方。
彻悟症候，感应疾病，多有变通，统筹兼顾，借用一药，治疗数症。
合用几药，协同发力，治疗一症，同治一症，异曲同工，变化无穷。
浅近易知，发病吐逆，黄连半夏，睡卧不寐，枣仁茯神，人皆知晓。
零杂症候，内经所载，喘满噫语，吞欠嚏呕，笑泣瞑目，口内嗌干。
心悬善恐，涎下涕出，啮唇啮舌，善忘多怒，喜卧多梦，呕酸魄汗。
症候多端，不可胜数，发病缘由，司天运气，脏腑生克，邪气传变。
病发总名，不能详知，一病之中，症候多样，辨明诸症，溯渊惟难。
身患病疾，躯体受苦，备细详述，彼实茫然，经书不明，用药茫然。
循序常规，药不切证，草率应命，并用药味，功效相悖，反益病疾。
仁心学医，熟读内经，究症缘由，详察情状，辨别异同，审慎真伪。
遍考方书，本草性味，详求治法，古圣成法，得心应手，多见神奇。

四十一、融会贯通，巧用补药

先贤治病，病愈之后，宜食五谷，调养身体，培植正气，元气自复。
久病愈后，伤损内气，耗折元气，善以食补，少用补药，调整气机。
神农仲景，著书立说，鲜有补益，后世遂开，补养食服，五谷调理。
后世医家，病患身愈，身体内虚，多立补方，用以调理，善后用计。
体质各异，居处有别，生活难易，日常习惯，组方用药，因人而异。
富贵之人，常服补药，劳心供补，天资纵欲，百计取媚，以顺其意。
用药专取，贵重药味，辛热为主，人参白术，地黄桂附，珍贵鹿茸。
托名秘方，气体合宜，一时取效，久用之际，风痹阴瘤，隐受病害。
补药害人，固不足论，至发体虚，病后调理，补药用方，因人而施。
审视脏腑，正偏损益，用药之际，不外气机，阴阳气血，和平择药。
用药组方，灵敏十种，相为出入，不必偏执，治病效法，变通用药。
立方用药，唯问要旨，阴阳脏腑，专重禁忌，膏丸合就，月经后服。
用药之际，每日动态，视脉察色，明察服药，一日换药，宜一丸方。
凡服补药，皆可通融，权衡利弊，过为艰难，多需慎重，变通调理。
组方用药，贵僻药味，可以用药，因人而异，恰到好处，恢复元气。

四十二、轻药妙用，功效卓著

古有言语，自宋以前，药物使用，灵活变通，不服药物，宜可为医。
医道失传，治人多误，病者寻医，医术高下，不能辨知，忌讳服药。
组方用药，药味发力，虽不愈病，不至伤身，药物代谢，顺排体外。
病情症候，苟非死症，外感渐退，内伤渐复，亦能自愈，无需用药。
机体运行，疾病发生，病愈各异，不治自愈，不治难愈，不治不愈。
自愈小疾，不必服药，难愈杂病，不愈重疾，莫贻时机，固当服药。
不明医道，不通药性，不敢身试，择药轻浅，有益无损，以备酌用。
治病之际，小误存生，亦无大害，或有奇功，偶切症候，显见功效。
偶感风寒，葱白苏叶，取性微汗，偶伤饮食，山楂麦芽，用汤消食。
偶感暑气，宜六一散，广藿汤方，偶伤风热，灯心竹叶，汤药清火。
偶患腹泻，陈茶佛手，汤和肠胃，如此类推，小方偏方，调理体偏。
用药组方，纵存少误，必无大害，药似平常，竟存大误，不可不知。
腹痛呕逆，诱因多样，或有因寒，或源因热，或因暑气，或因触秽。
或见此症，饮生姜汤，果如属寒，寒气不散，生姜热性，相斗寒气。
寒热相斗，宜非正治，犹有得效，或属巧合，其余症候，饮后必危。
见人中暑，服浓姜汤，一碗下肚，助推暑气，覆杯病重，累伤脏腑。
服紫苏汤，寒即立散，暑热无害，紫苏发散，不拘症候，皆能散邪。
彻明症候，辨析药性，用药用兵，恰到好处，极浅药味，亦存深义。
偶患小疾，能择药性，性味轻淡，随症饮用，用药功效，当深考究。

四十三、壅塞不通，腹内生痈

古圣贤达，无分内外，学有根柢，无病不识，辨别症候，审时度势。
内科外科，内外既分，显然内证，内科治疗，显然外证，外科治疗。
病藏腹中，内外未显，各执一说，各拟一方，历试诸药，皆无效验。
组方用药，药不应症，病邪纵深，累伤脏腑，轻者变重，重者即殒。
外科当知，内科当辨，知非己责，即勿施治，临危束手，后委他人。
腹内生痈，病发数证，肺痈肝痈，胃脘痈症，小大肠痈，膀胱痈症。
五脏肺脏，对外疮口，肺部感染，异变肺痈，咳吐腥痰，犹易辨别。
他脏痈症，症象多样，或以痞结，或为瘀血，或为寒痰，或为食积。
不明根源，用药杂投，及至成脓，累伤脏器，耗竭元气，病多危重。

腹内痈证，当先辨明，痞结瘀血，寒痰食积，外显症候，推演内脏。
痞结瘀血，必有原因，渐渐生成，口唾寒痰，痛止无期，另现痰症。
受伤当日，食积发生，三五日后，通畅胃气，上下通利，大便通散。
积食数日，肠胃不通，体内壅塞，气运化邪，攻击脏腑，累伤气血。
诸脉浮数，当为发热，症现反状，渐渐恶寒，若存痛处，当发内痈。
手按肿处，肌肤上热，内多化脓，肌肤不热，肉未腐烂，暂无化脓。
肠痈发病，身体枯槁，腹部皮急，按压濡若，如发肿状，腹无积聚。
若发肝痈，胁内不适，隐隐作痛，病发日久，肝气郁结，口吐脓血。
小肠痈症，发病症候，伦比大肠，二者相似，居位略高，肠气不通。
膀胱痈症，痛发少腹，近切毛际，着皮即痛，小便艰涩，排尿隐痛。
胃脘痈症，虚实两种，实者易消，若已成脓，必有反逆，大吐脓血。
唯有虚症，多难救治，胃中痛胀，病发日久，心下渐高，坚硬如石。
病发蔓延，或有寒热，饮食不进，按之隐痛，形体枯瘦，思虑伤脾。
腹中脏器，痛有定处，恶寒倦卧，不能摄食，皆当审察，防成内痈。

四十四、围药用药，变通使用

病发之际，外科效法，唯重外治，外治用药，尤当围药，破除壅塞。
外科症候，毒邪内积，毒气擅长，弥漫串行，散面布大，顶不隆高。
千斤身躯，七情六欲，化邪伏火，风寒暑湿，邪气舍留，食饮痰涎。
身无病疾，散处退藏，气血积聚，聚成痈肿，诸邪趁势，四面会合。
唯用围药，堵截众邪，阻断合并，周身上下，火毒不至，专攻毒处。
久聚毒邪，积聚一处，皮肤遮蔽，不能透出，势必四布，为害邻里。
唯用围药，能束痈疮，阻止散漫，正气聚合，攻击邪气，毒邪外泄。
巧用围药，痈疮趋愈，形小顶高，化脓易溃，泻除脓液，化生新肉。
外治痈疮，较用他药，重用围药，初起为然，成脓收口，始终依赖。
医用围药，三黄散类，极轻之毒，多易散越，不可收拾，弗用围药。
围药组方，深博广大，消痰拔毒，束肌收火，寒热攻提，和平猛厉。
辨析症候，因人而异，攻补适宜，不失其度，随时而变，切中症候。

四十五、方药离合，纠偏趋正

疾病救治，把握症候，用药组方，药入组方，貌似合和，实则分离。
气运行令，天地之气，得气精华，塑成物性，各显其形，各彰功用。
药藏功性，化生能量，移易气血，驱散内邪，以除疾病，显药功力。
南热北寒，东湿西燥，草木本性，与人殊异，入走肠胃，显效各异。
圣人选药，创制组方，或用专攻，或以兼治，或用相辅，或用相反。
或用相用，或用相制，组方之后，反馈症候，审慎用药，调衡剂量。
药方定成，用药之际，若如用兵，药物呈性，或全其性，或失其性。
组方玄妙，操纵用法，大权在握，运筹帷幄，统筹兼顾，抓大放小。
用药之际，按病用药，药对应病，药虽切中，立方无法，有药无方。
固守一方，广谱治病，方虽良善，一二药味，病不相关，有方无药。
有方无药，譬如作书，用笔已工，字形俱备，点画不成，配合颠倒。
一幅大作，格局已成，点画败笔，微处瑕疵，不得完美，不为善书。
个体异质，症候各异，上医善观，无药之际，弗切病情，合而观悟。
无方可鉴，不本古法，洞察阴阳，八纲辨证，用药纠偏，调和趋稳。
审判矛盾，紧扣核要，天下万物，取用其长，皆可入药，纠正偏性。
化解矛盾，调和阴阳，身体趋正，气血通畅，经脉顺畅，无方有方。

四十六、洞悟古方，加减神效

临证制宜，洞察症候，用药组方，古人制方，微妙精详，不可思议。
审察病情，辨别经络，参考药性，斟酌轻重，疾病治疗，不爽毫发。
用药组方，奇品异术，变通采纳，沉疴险疾，投用良药，辄有神效。
生民疾病，不可胜穷，制病一方，因地制宜，洞悟方意，灵活用药。
古人经方，加减用法，病发之际，大端相同，现症不同，不必更方。
立一经方，于方之内，症候各异，精通要以，有所侧重，而后加减。
伤寒论中，治太阳病，宜桂枝汤，见项背强，加药组方，桂枝葛根。
太阳并喘，桂枝汤方，加味浓朴，杏仁苏子，发汗解表，清肺淫邪。
太阳病疾，桂枝汤后，脉象急促，胸内胀满，桂枝汤方，去味白芍。
太阳病症，更伴恶寒，去味白芍，加味附子，扶植正气，固本扶阳。
病发各异，桂枝麻黄，各半成汤，辨证缓急，洞察轻重，两方加减。
气运逆行，少腹始发，上冲胸咽，如豚奔突，名奔豚气，加桂枝汤。
用药组方，一二药味，加减使用，不易方名，必明侧重，加减药味。
桂枝汤方，倍用芍药，病加饴糖，汤方易改，为建中汤，别用心仪。
用药组方，药虽多同，内义已别，重心转移，各有侧重，立名亦异。
古法严谨，不识此义，托名用古，取用古方，一二药味，贻误救治。
如用柴胡，曰小柴胡，不知方意，小柴胡汤，汤方之力，全在人参。
用药组方，猪苓泽泻，曰五苓散，五苓之妙，不知要义，专在桂枝。
经方之中，去其要药，杂以他药，仍以其方，用而不效，不知自咎。
用药组方，支离零乱，或咎于病，或咎于药，以为古方，不治今病。
遂相以戒，古方难用，顿然不知，古方精义，全失误用，病毫无益。
能识病情，古方合用，或有全用，杂有别症，古法加减，变通使用。
如不尽合，据古经方，所用药味，去取损益，恰到好处，投必神效。

四十七、方剂古今，大道经方

内经立法，伤寒组方，后世组方，数以万亿，皆不足满，方药频出。
圣人制方，多方考究，推演根基，药理本原，识药形性，性味专长。
察验气味，行令从逆，审辨内外，脏腑好恶，君臣配偶，合和而用。
勤求精进，探索病源，脏腑印证，内外变通，推求经络，定性阴阳。
悟道思远，内义精简，药味选用，不过三四，巧用微妙，变化无穷。
先贤智慧，真知灼见，天地同体，日月辉映，万物类通，非人所思。
上古至今，往圣相传，无敢失坠，仲景先生，申明用法，设疑问难。
求教大成，集汇著书，伤寒金匮，承前启后，注明主治，万世效法。
仲景经方，方与内经，内经重理，经方唯用，前后相续，永垂不朽。
前后名家，仓公扁鹊，华佗思邈，各有师承，探寻渊源，仲景微别。
灵素本草，一线相传，宗枝正脉，仲景立法，积习精研，自成一家。
勤研苦读，每阅一书，必自撰方，千百余方，精准用药，基理用方。
时至盛唐，用药虽博，匮乏化机，至于大宋，不知药性，实属肤浅。
至达元时，号称极盛，自立门庭，徒骋私见，迨乎有明，蹈袭阔论。
世人治病，动云古方，古方玄妙，浅尝辄止，略窥一斑，内指不一。
上古经方，多源仲景，时代变迁，仲景本方，支离破碎，流传无几。
宋元制方，可法可传，经方绝少，不合道法，荒谬组方，审慎取舍。
自明以前，皆称古方，组方繁多，数以百万，常用之药，亦数百品。
随拈几味，自以成方，方数百万，古方苛严，今方随变，组方变易。
后世组方，亦有奇巧，用药玄妙，弥补缺漏，可备参考，前后相辅。
大经道法，必源大道，深思熟虑，集其大成，删其无当，千古盛举。

四十八、单方用药，扬长避短

用药组方，单方用药，一二药味，治疗病疾，一二症候，疗效迅捷。
单方力专，用而不中，纠偏无力，反助内邪，趁势作乱，亦能害人。
源起本草，古圣先贤，辨药物性，着重功用，逐风逐寒，解毒定痛。
身患病疾，上一二端，紧扣症候，以一药治，药专力浓，自见奇效。
病兼数症，症候各异，呈象于外，折射在内，用药组方，必合数药。
万物追根，辨别形性，取长为药，药品日增，单方日多，审慎借鉴。
内外感邪，自有传变，虚实悬殊，久暂有别，深浅有分，病发各异。
出身环境，性情悬殊，四季更替，天时各异，守正经方，豁达权变。
皆以单方，药性专一，纵行无制，偏而不纯，有利之时，必生其害。
单方使用，因地制宜，因人而异，悉知经方，变通单方，扬长避短。
参考单方，见多识广，急救备用，或为专攻，临病救急，用后防患。

四十九、禁方秘方，实则无方

天仁地慈，好生立德，圣人宽厚，大公慈心，立方治病，天下共知。
天地圣人，至愿济世，以为效验，或用而愈，或用反害，变化无定。
内经立法，仲景组方，经方问世，各有所宜，纠偏趋正，和解机运。
若为禁方，义有不解，机所莫测，阻滞智慧，玄奥至深，无以破解。
绝妙秘方，出于仙人，奇人先贤，感统天地，遇拜甚难，爱护必至。
轻以授人，轻易初心，必生酝酿，方家爱惜，乃人本情，恐泄天机。
禁方神药，制法必奇，配合必巧，穷辨阴阳，生克相随，造化妙机。
虔诚敬慎，修合精妙，至微至精，扬长避短，少犯禁忌，药验神效。
轻以示人，阴阳至理，天机地秘，气泄失固，正气萎靡，多不显效。
黄帝雷公，割臂歃血，兰台秘藏，长桑君者，无泄之戒，古圣皆然。
诡诈贪嗔，专欲图利，托名禁方，欺世惑众，唯图功利，久必酿错。
更有个异，修炼热药，补阳强肾，长欲导淫，名为养生，实速亡身。
江湖恶习，圣人所诛，古往禁方，传播已广，加载医书，经方并垂。
禁方秘方，实则无方，守正经典，察辨症候，变通用方，皆为神方。

五十、方剂大小，古今有别

世人身体，类比古人，生活起居，古人静息，气体充实，古今有别。
身患病疾，用药组方，经方为基，剂量加减，方剂有别，变通权衡。
汉与晋朝，升斗权衡，多有异同，以今较量，差异控制，十分有二。
汉时称量，六升铜量，容今量衡，一升二合，如桂枝汤，伤寒大剂。
组方用药，桂枝芍药，各用三两，甘草二两，共用八两，为之一剂。
今下用药，一两六钱，又分三服，一服不过，五钱三仞，用量偏小。
组方用药，品种居多，亦不过倍，况古时药，医者自备，俱用新鲜。
分两用药，鲜者为准，干则折算，半夏麦冬，新生个大，干燥体小。
至于附子，野生甚小，后人种植，形体变化，个头肥硕，皆有确证。
今方用药，必十余味，每味重量，约三四钱，一剂药量，一至三两。
失血过多，身体内虚，用药组方，迅猛疾速，立补气血，扶正回逆。
地黄滋补，补血滋阴，益精填髓，更有熟地，一剂四两，尤为可怪。
古丸方药，如乌梅丸，服桐子大，每次十丸，今三四钱，至七八钱。
古用药具，方寸经匕，今用之量，六七分用，今服用药，则三四钱。
古人用药，分两之间，病症体质，整合食量，对症用药，未尝从重。
医道传承，误阅古方，增重分两，即使对病，不胜药力，害多善少。
内气不足，气运无力，气不摄药，亦必生害，与病相反，错上加错。

五十一、药误多端，呈象各异

病疾发生，组方救治，无有一方，不对病症，无有一药，不对疾病。
药物症候，相合相契，绵延数日，病犹不愈，追溯源病，本不可愈。
用药精良，契合症候，守正体悟，内经心法，仲景经方，前后相随。
病发名性，亦不能知，脏腑透视，察验病情，八纲主次，毫无所主。
凡发一病，存一病名，如病中风，风邪入侵，客舍机体，囊盖总括。
中风分类，偏枯痿痹，风邪生痱，历节殊异，诸症发病，各有数症。
分门别类，症候有别，各有定名，发病呈象，各有侧重，各应主方。
亦如水肿，盖以总名，体内积水，类有皮水，正水石水，风水殊别。
诸症发病，各显数症，各有定名，辨析症候，八纲定位，各留主方。
凡病尽然，临证制宜，实指病名，遵古经方，加减用药，法度可循。
不知病名，浅尝辄止，聚在阴阳，阴虚阳虚，笼统概谈，草率酿错。
亦竟病愈，或病本轻，适欲自愈，偶有一二，对症药味，略奏小效。
药味杀人，必藏大毒，如砒鸩类，大热大寒，峻厉药品，伤累内气。
症候用药，恰与病反，服药之后，偏处愈偏，南辕北辙，立见危重。
寻常药品，不过用量，不能愈病，久病自退，正气自复，无有不愈。
外邪情志，化生异变，间生病疾，迁延日久，隐受邪害，病发身重。
更或病患，屡换庸医，遍试诸药，久而久之，病气益深，元气竭亡。
不明病因，错判症候，用药不精，初因误治，传变他病，辗转身亡。
或服用药，始服小效，久服太过，纠偏太过，物极必反，反增他病。
病发救治，日日诊视，小效之际，以为可愈，小剧发作，为难救治。
外在重形，忽视魂魄，救治病疾，并无误治，实则不精，多存耽搁。
病家误判，病久不痊，自然不起，久卧伤气，气运不畅，多为己罪。
误投药味，峻厉凶猛，病药相反，显然为害，累伤内气，人人能知。
补益不当，纠偏过度，唯有误服，人参附子，峻厉药味，迅即病危。

五十二、药石性味，同用异效

一药性味，性情功效，药能治病，古方中用，以治某病，显而易见。
然有一药，药效功用，不止一端，不止一方，多有使用，他方亦效。
药物生长，南北各异，药生北方，取地气长，药生彼方，则取彼长。
药物形性，真知功效，扬长避短，曲中病情，方剂合和，和得其力。
传至后世，一药治病，愈多亦效，尚未尽知，多处用药，唯求全效。
后人屡试，而后知验，历代本草，所注药性，功用增益，数倍收效。
药中呈现，当有不当，神农本草，唯求精良，字字精切，严格用药。
同为热药，附子干姜，迥乎不同，同为寒药，石膏黄连，迥乎有别。
一或误用，祸害立至，古人用药，寒热温凉，补泻显性，多不专取。
或取其气，或取其味，或取其色，或取其形，或取生处，或取嗜好。
药似病情，寒热温凉，补泻之际，若不相关，投之用药，反有神效。
古方如此，不胜枚举，神农本草，字字细读，求其精义，参合仲景。
圣人精理，自能洞晓，奇思妙想，深入病机，审慎立方，巧妙施治。

五十三、劫剂组方，审慎用药

医者仁心，仁心仁术，洞悉天地，博古通今，心性若佛，才华近仙。
六邪情志，化生异变，来势凶猛，用药组方，拦截症候，谓曰劫剂。
劫剂组方，药味选用，重药大剂，夺截邪气，堵塞气运，欲速维艰。
邪气中人，由表及里，循序渐进，非在一日，客舍居处，深浅不一。
八纲不辨，药味偏重，一时即出，操持过急，逐渐耗散，渐消后尽。
用药救治，一日见效，用药多选，猫犀之药，与邪相争，体内争锋。
或用药味，药性峻补，遏抑邪气，大补之际，双面刀刃，亦助邪气。
药性厉猛，邪气暂伏，善伤正气，药性峻补，正气骤发，邪气内陷。
用药瞬间，若乎有效，药力殆尽，邪气复来，交争内气，大坏元气。
发病之际，身体热烈，不散积热，药味选用，用药沉寒，遏制热邪。
腹内烈痛，不求原因，香燥通利，不除内积，收敛内塞，泻痢愈烈。
不辨阴阳，症候不达，表里不明，正邪不分，用药求速，峻厉用药。
邪气盛大，投以大剂，人参附子，一时之间，阳气大旺，病气潜藏。
自然气运，神气略定，越一二日，元气邪气，二者相并，反助邪气。
邪气肆虐，化生积聚，五脏六腑，多遭毒伤，为祸尤烈，峻补大缪。
劫药害人，偏执谬论，违逆仁心，十之有五，八纲不变，亦十之五。
天地之道，仁心救人，日日反省，三思后行，谨慎行事，断莫妄为。

五十四、方药制药，趋利除弊

炮制药法，古方甚少，详尽记述，刘宋雷学，今世传经，雷公炮炙。
后世制药，成就制法，日复一日，内中技术，无理可循，固不可从。
天人相应，万物成药，各现性情，历经沧桑，微妙洞悉，方悟大道。
天地气运，化生万物，万物性味，气浓力大，无有不偏，利弊共存。
巧用药物，欲取其利，去除其害，依法炮制，纠正药性，克制偏性。
制药用义，秉承药性，气味性情，调制驯服，归顺医道，效法大道。
变通发力，或以相反，或以相资，或以相恶，或以相畏，或以相喜。
制法各异，或制其形，或制其性，或制其味，或制其质，灵巧用药。
古方用药，制药无多，立方之法，配合气性，合和阴阳，趋利远弊。
如桂枝汤，妙用白芍，桂枝辛热，白芍内敛，二者相制，变通用药。
疾病各异，或轻或重，或急或缓，或易或难，临危救治，多生彷徨。
病患眩异，用药苛求，贵重怪僻，制法复杂，大费工本，神乎其说。
好奇怪想，尚异之人，造作是非，欺诳富贵，制法之道，唯取平和。

五十五、人参无罪，大黄无功

用药组方，治病救人，用药不当，耗费资财，伤人身体，连累家庭。
万事多端，临证救治，耗损正气，耗散元气，伤累脏腑，病发危重。
不通辨证，药物施用，不明性味，多选药物，贵若黄金，药味人参。
唯用人参，用参当用，临危关头，补养元气，拯救危急，走出低谷。
人参性味，气盛力浓，风寒暑湿，痰火郁结，恰到好处，能补善塞。
发病救治，邪气退去，正气衰微，药味人参，用后固宜，扶植正气。
或邪微弱，正气疲惫，或邪纵深，唯难驱除，正气怯弱，正不胜邪。
为除内邪，组方用药，投药人参，驱邪无功，邪气借力，反助其害。
用药之际，八纲辨证，轻重缓急，断后用药，自然收效，扶危定倾。
不辨阴阳，有邪无邪，不明藏处，不察虚实，佐以药味，温热纯补。
温热气运，占据通道，堵塞邪气，停滞体内，永难复出，病危夺命。
药味人参，遇病即用，妄言补虚，病家服药，服后病危，多无反思。
人身病患，紧急迫切，药物好劣，价贵为良，价贱为劣，不明性理。
常人之情，多喜好补，恶忌内攻，服参病危，明知有误，不以为然。
世人不知，八纲不辨，人参害人，杀人无罪，大黄救人，救人无功。
服用人参，病情加重，用药竭力，仁心已尽，命数使然，可以无恨。
若服攻削，病发危重，用药无误，病实难治，定罪技术，不可胜数。
药中圣药，用药人参，邀功避罪，病家医家，不明制衡，害人无穷。
或有骇闻，用药之际，鼓吹人参，药中冠冕，价位贵重，滋补力胜。
病危之际，深信不疑，挽回造化，毅然用参，反酿大错，伤人不浅。
补泻之际，审辨虚实，洞察内气，用药纠偏，恰到好处，药皆成参。

五十六、天地监视，审慎用参

药用人参，价格昂贵，平常家庭，收入微薄，为救性命，耗尽家财。
人参奇贵，价高十倍，用药组方，亦非量少，一钱二钱，点到为止。
小康家庭，服二三两，家已荡然，存亡之际，宁恤破家，先以救人。
行医济世，怜爱生民，仁心仁术，医道大爱，救人危难，莫谈名利。
临危救治，枉然一念，轻飘处置，人参立方，巧夺人财，破人家业。
不遵仁心，为父不慈，在子不孝，置身不仁，忍心害理，蒙蔽身心。
亲戚朋友，责罚痛骂，明知无益，姑以塞责，违逆大道，顿失医道。
悬壶济世，医者救人，心性若佛，毕生所学，普度众生，无求回报。
孝养慈父，幸甚或生，竭力以谋，贫窭之家，病或稍愈，终身冻馁。
忍睹不救，棺殓俱无，卖妻鬻子，全家覆败，妻离子散，惨不忍睹。
行医误治，害人可恕，逞己私心，日日不省，害人破家，恶甚盗贼。
天下之人，大悟醒身，不可臆断，奇珍人参，起死回生，用药必服。
行医济世，必审明通，实系纯虚，非参不治，服必万全，组方用参。
量其家业，尚可支持，用参之后，不至家破，生计无依，节省慎用。
珍惜物力，全人性命，保人家庭，此般存心，大道自然，天降赐福。
违逆仁心，害人家破，想人不知，天地监视，因果相随，必降祸端。

五十七、用药如兵，大道一统

先贤养生，以全民生，五谷为养，五果为助，五畜为益，五菜为充。
天地气运，化生万物，毒药入药，借力攻邪，纠正偏移，趋位平衡。
药物本草，甘草温和，人参补益，误用走偏，偏极致害，皆成毒药。
口味嗜好，喜嗜美食，运化走极，或热或寒，脏器失序，必生奇疾。
好战之人，心性偏颇，稍有不和，口角争执，肢体冲突，必有奇殃。
邦国设兵，唯以除暴，不得已时，而后兴兵，消除叛乱，恢复稳定。
本草药物，用以攻疾，亦不得已，而后用药，用药之道，亦同用兵。
情志六邪，伤及机体，病发为患，小病耗精，内邪久积，大病伤命。
草木偏性，扬长避短，舒达气机，攻克偏胜，驱除邪气，纠偏趋和。
丧身殒命，组方用药，审慎时机，知彼知己，多方合制，破除忧患。
六经传变，邪气传经，预防蔓延，先夺高地，若如用兵，断敌要道。
病疾横暴，急保性命，守好岩疆，宿食挟病，先除淫邪，焚敌粮资。
新旧病疾，并疾合发，火上泼油，重防交并，交兵之际，绝敌内应。
辨析经络，精简用药，恰到好处，无泛滥用，向导有师，风靡通经。
病发寒热，反用药方，行间用术，辨明阴阳，寒病热药，热病寒药。
一病分治，药味唯寡，出奇制胜，前淫后邪，不相营救，病气自衰。
数病合治，力捣中坚，邪气离散，无所统领，群龙无首，众邪悉溃。
病势方进，扶植正气，固守元气，强固根本，正气内存，邪气何干。
病势方衰，察明残余，深究藏处，用药精锐，直捣老穴，摧毁据地。
机体虚邪，攻打过度，精选用药，和平之药，衰敝兴邦，莫穷民力。
实邪累伤，攻不可缓，药用峻厉，莫选平和，富强邦国，雄振威武。
选材必当，器械精良，克期不衍，布阵有方，明晰靶标，直击要害。

五十八、执方治病，古今有别

古人治病，立方用药，先陈病症，然后辨证，选用经方，对标症候。
症候现少，用药出入，加减用量，组方用药，附于方后，纠正体偏。
当现症候，方中用药，对应症候，纤悉皆合，用药缜密，无一虚设。
立方谨慎，简明扼要，精炼至微，药味增减，融汇通融，审慎定量。
诊断一病，方应主症，稍存异同，或竟不同，可知一病，非止一方。
今患病发，病名稍似，呈现症候，全然不同，立方施治，变通应对。
病名虽一，个体异质，阴阳不合，病形相反，亦用一方，药尽相反。
欲用古方，必先审病，列阵症候，古方症候，二者悉知，契合用方。
更检古方，所用药味，一一对比，契合症候，然后施治，灵活加减。
古方今方，对比症候，无可加减，另择他方，忌无主见，道听途说。
闻听某方，以治某病，不论病因，症候异同，冒昧施治，危害巨大。

五十九、汤药针石，不足尽病

内经有云，治病之法，针灸为本，佐以砭石，熨浴导引，按摩酒醴。
个体异质，症候呈象，纷繁多样，临证制宜，术有长短，缺一不可。
组方用药，服药见功，入走肠胃，气运四达，脏腑经络，入浸至微。
邪气客舍，筋骨肌肉，病发有形，药存气味，不能奏功，宜用针石。
邪气至深，筋骨肌肉，药味力微，知病所在，调和血气，逐驱风寒。
用药组方，汤剂熬制，汤剂入胃，沿循肠道，激荡内气，走行疾速。
药物性味，质轻力薄，药力易过，多不停留，病在肠胃，疗效甚速。
病发各异，或居五脏，或藏六腑，或在奇恒，或留体表，或源情志。
症候不同，治法各异，宜丸宜散，宜膏宜贴，必有预备，以待急需。
病发之际，或轻或重，一时急用，视病所在，委曲施治，治无遁形。
天下疾病，无有难治，洞悉气运，醒悟身心，方无定方，术有专攻。
先贤勤学，谓曰禁方，今人用药，唯一煎方，病后调理，滋补丸散。
不辨八纲，组方不精，药量别异，随意组方，病不相入，终难取效。
人体病患，病机繁多，行医固守，悟道微少，病患医者，不相合道。
天地变化，病变愈多，医家闻道，悟道愈少，痼疾遗存，随日逐增。

六十、本草古今，天地造化

本草之始，神农首创，日尝本草，七十二毒，药物性味，三百六十。
开天圣人，天地同体，日月映辉，洞悉气运，探造玄妙，化物精微。
勤求苦学，穷究大道，万物之理，字字精确，后人推广，非悉全相。
人生病疾，探究阴阳，对症施治，效应若响，仲景方药，悉源本草。
本草简约，药品有量，神明变化，洞悉万象，变通活用，无病不治。
日新月异，药味日多，至陶弘景，药味倍增，七百二十，日增一日。
华夏夷族，奇草逸品，试用有效，皆取为用，搜集归类，编著成书。
明李时珍，考察异同，辨明真伪，原复生产，集诸大说，本草大备。
药味由来，由少增多，至问功用，后人试验，验证而知，治病益广。
神农本草，洞悉天地，纯正真确，临证制宜，神农药品，无不应效。
弘景增补，药不甚效，后世猛增，所增药味，增至万种，不足为凭。
诠释药性，过半用药，皆视古方，药合某病，增注颇多，辨析论治。
古方治病，用药之际，不止一味，方中用药，专治此病，误以专攻。
挥洒己意，臆断推测，偶遇一病，此药有功，强行应效，以偏概全。
直至后人，药物性味，专走入经，彰显穿凿，详在治病，不分经络。
神农奠基，本草之祖，本草日增，道听途说，审慎而择，必验病候。
善考古方，曾用方药，审辨可用，增选药味，唯有单方，外治用法。
后世创新，谓之奇药，或出险处，深山穷谷，或出奇处，异域他乡。
前世先贤，未尝有试，后人取用，多见奇效，价值高抬，曰为神药。
偏方异气，钟爱奇物，造物之机，玄妙无穷，治疗异病，古方未有。
君子博物，亦宜识别，广见多闻，本草之外，天地造化，奇异胜出。

六十一、气运变迁，药性悬差

临证制宜，古方用药，时效显著，神农本草，载录功用，证据凿凿。
地气殊异，物化演变，今方施用，药物性味，多存悬殊，组方微效。
神农本草，时当初用，土著产地，本生土壤，造化万物，气浓力全。
物种迁徙，传种异象，地气移换，精华亏缺，药力薄弱，难胜本土。
万物种类，各显不一，种类存异，古人采撷，必选贵种，精华珍异。
后世相传，轮择种类，善易繁衍，广泛种植，至贵品种，唯难推广。
物虽非物，居处悬殊，天生药物，性味足满，人力种植，差异显著。
当时采挖，皆生山谷，山谷气运，惟妙惟肖，元气未泄，得气浓烈。
人工种植，山谷真气，断然无存，灌溉助长，性味平淡，气薄质劣。
古人组方，当时用药，市集不售，走入深山，自取具备，悬壶济世。
遗留后人，珍贵味品，寻求采访，后人得用，奉为珍品，怜惜使用。
时下用药，临危苍茫，同类充用，别种替代，自觉显效，大相径庭。
肆中未备，托以貌似，欺人取利，药味性味，遂失本真，效用骤减。
变迁之因，实非一端，药性悬殊，临证谨慎，处方极当，精良变通。

六十二、天地造化，药性专长

天地气运，化生万物，万物入药，治病救人，或可解除，或无可解。
药物性味，性热治寒，性燥治湿，芳香通气，滋润生津，刚柔相济。
太阳病邪，组方用药，桂枝性味，辛散走行，驱散内邪，重在解表。
少阳病邪，半表半里，柴胡升散，通畅内气，同为发散，各有侧重。
同为滋阴，麦冬滋养，肺脏之阴，生地滋养，肾脏之阴，各有所倾。
同为解毒，雄黄性味，解蛇虫毒，甘草缓和，专解毒素，饮食积毒。
药味鳖甲，消除痞块，用使君子，主杀蛔虫，亦赤小豆，消除浮肿。
药味蕤仁，生服不眠，熟服多眠，用白鹤花，不腐肌肉，反可腐骨。
药物呈性，各有专长，单方用长，多为秘方，纠正体偏，功能趋平。
用药之际，不可病惑，只知专长，常用药味，不知其中，亦各专长。
药物性味，或有不知，不能为用，或日长用，忽略药性，不能收效。
仁心行医，广集奇方，深明药理，临症奇异，皆有治法，变化无穷。
神农本草，不能睹形，即识药性，药性归属，辨别性味，不可历试。
天地气运，本草唯美，形性合一，万物归一，内藏魂魄，深悟洞彻。
本草药性，深识功运，天地造化，相为默契，人神合一，审慎用药。

六十三、煎药讲究，因药制宜

审察症候，组方用药，煎药熬制，最宜讲究，药效不效，全在煎药。
煎药熬制，若如烹饪，禽鱼羊豕，调度失序，索然无味，尚能损人。
药物性味，治疗病疾，专用所长，规避其短，加工熬制，倍须考究。
煎熬制法，自古讲究，性味悬殊，倍加慎重，唯其巧妙，药力无穷。
麻黄煎汤，先煎麻黄，去除水沫，后加余药，相煎熬制，主药先煎。
桂枝煎汤，主药桂枝，无须先煎，服药之后，啜食热粥，助推药力。
茯苓桂枝，甘草大枣，汤药煎制，取甘澜水，茯苓先煎，后下他药。
煎五苓散，白饮和服，服后稍歇，多饮暖水，通畅气机，助推经脉。
小建中汤，先煎五味，去除药渣，纳下饴糖，调和药味，舒畅身心。
大柴胡汤，先煎五味，滤去药渣，纳入饴糖，煎熬减半，去渣再煎。
柴胡龙骨，牡蛎煎汤，药煎成汤，投放大黄，前后衔接，各扬专长。
煎熬多寡，煎水减半，或有十分，煎二三分，止火停煎，一二十沸。
下药先后，熬制时间，助力搭配，调药煎法，不可胜数，各有内义。
性味发散，芳香药味，不宜久煎，取味生性，涤荡脏腑，通利行气。
补益药味，滋腻补药，药味厚重，体内停蓄，宜久煎熬，体性透熟。
组方用药，煎法失度，药必失效，治疗之际，易偏症候，错失靶标。

六十四、方药服法，随机应变

临证治病，病欲治愈，方必切病，药须入经，气运通畅，恰到好处。
不得道法，组方用药，服药之后，非无专功，反而生害，不可不知。
药物性味，各呈特性，人体各异，药入人体，变化多端，务须审慎。
风寒侵袭，客舍体内，欲驱风寒，散排体外，热药内服，暖覆身体。
药气行令，走行荣卫，热气周旋，夹持风寒，随汗而解，驱除寒邪。
半温下肚，当风坐立，风为邪首，封闭毛孔，寒积体内，壅塞难出。
寂然安卧，药留肠胃，不能发汗，风寒无消，体内营气，反为药伤。
气运滞纳，壅塞体内，通利药味，欲化积滞，通达下行，多借空腹。
利药峻下，空腹顿服，药气行令，鼓动沉降，推运垢浊，随便疏解。
饮食杂投，新旧混杂，药气食物，二气相乱，气性不专，食积顽固。
服药效法，宜热宜温，宜凉宜冷，宜缓宜急，宜多宜少，宜早宜晚。
宜饱宜饥，或有宜汤，或不宜散，或有宜散，或不宜丸，或有宜膏。
轻重大小，上下表里，治法各宜，深思其义，随机应变，必得于心。

六十五、不忘初心，医必备药

先哲治病，组方用药，所用药味，皆自备存，司气备物，洞悉性味。
挖取草药，收购药材，俱收并蓄，专用无遗，非为卖药，唯在治病。
自宋以后，不备药味，渐有写方，用药取处，皆取肆中，医药分离。
卖药闻方，不知医意，多存间隙，行医治病，药物性味，竟不知药。
药味真伪，全然不同，医者与药，皆不相谋，方多无误，药性多误。
先贤治病，病发感冒，煎剂为主，其余病疾，应合症候，多善丸散。
丸散用药，一时须臾，非能相合，危重急迫，必须丸散，丸散合就。
治疗一病，只需一丸，病发可愈，足合症候，不用汤药，只合一丸。
为治一人，合制一料，一丸之外，皆为无用，医家合存，留待当用。
药肆之中，药不常用，药不易得，储藏数年，难遇一用，亦不备药。
医者仁心，自蓄收藏，临证制宜，不时之需，救于畏难，解除病痛。
外科用药，所用煎方，通散营卫，护心托毒，全赖丸散，药皆贵重。
药肆之中，经营药材，营运谋生，谋取利益，养家糊口，初心各异。
锻炼丹药，修合炼就，功非一日，费力巨大，一人一丸，多不现实。
行医失慧，既不知方，亦不讲法，不明医道，耗费资材，以蓄药料。
外治用药，围药涂药，升药降药，护肌腐肉，止血行瘀，定痛煞痒。
提脓呼毒，健肉生皮，续筋连骨，薰蒸烙灸，吊洗点药，种种各异。
每症不同，用药急迫，皆非随愿，一时得备，尤须防患，平时愈合。
仁心仁术，偏离初心，不思进取，门厅无患，堂中乏药，勉强应付。
偶遇大症，内科用药，一煎方外，更无别方，外科膏药，更无余药。
用药粗忽，极贱极易，得一二味，应酬工具，危险奇恶，束手无策。

六十六、乩方问疑，世事因果

寄予书符，请仙求方，书中妙方，固存弊端，极浅僻陋，难入经典。
方无妙处，难能治病，贻误时机，亦有仙方，极古奇稳，治病神效。
神仙化身，或有托名，扁鹊仲景，组方精妙，宛然遗法，立竿见影。
世事奇异，暗藏道理，人体异变，尽在气机，气机异变，脏腑失序。
人心感召，无所不通，倾心求治，用心专一，必能治病，鬼神应合。
扁鹊仲景，虽非神人，必遗先世，明悉医理，不遇时世，后留经方。
仁心向导，通灵天地，缥缈游行，天地之间，感应初心，以显神效。
民生病疾，天地设景，病适当愈，获遇良医，巧妙用方，亦存道理。
用药组方，未必尽效，皆藏要义，纠正偏差，回归稳态，身体趋稳。
唯决生死，关键时刻，不肯凿凿，此乃天机，只可意会，不宜轻传。
不信因果，不悟经方，秘持疑局，术不专攻，病家不诚，难挽僵局。

六十七、热药误用，多致病危

用药组方，内服汤药，误用药味，虽不中病，不推病气，多不伤人。
药味选用，与病相反，药性平和，机体耐受，运化代谢，多不伤身。
阴阳不明，药味失辨，与病相反，性不平和，药量轻微，多不害人。
药性相反，药剂大重，几味中病，几味协调，能解药性，亦少伤身。
组方用药，兼合数害，发病甚轻，精力旺盛，耐受极强，多不伤人。
误药害人，多有尺度，世间医者，大半皆误，鲜少闻听，日杀数人。
药不对症，辗转因循，发病纵深，累伤五脏，以至病危，多不觉知。
或幸不死，或渐自愈，反指误用，以药功效，转以方药，误治他人。
终身误人，不自知咎，唯药性味，大热大燥，刚烈巨猛，气运虓悍。
热性药味，多善藏毒，阳性急暴，但入脏腑，血气涌升，气运异变。
阴气本虚，天时酷暑，伤暑伤热，一投热剂，两火相争，交并加合。
目赤便闭，舌燥齿干，口渴心烦，肌裂神躁，种种恶候，一时俱发。
不察表里，辩解阔论，引火归元，或云阴症，重用热药，佐以大补。
七窍出血，呼号宛转，状如服毒，火邪内攻，脏腑失序，全不深省。
大寒之药，亦多杀人，病势缓和，尤为可救，不若大热，断难救治。
药味轻淡，误用之际，亦能杀人，体本极虚，势已危殆，误用害人。

六十八、膏药薄贴，心诚志专

临症制宜，外伤用药，膏药淋洗，今用膏药，古人命名，谓曰薄贴。
外敷膏药，接触皮肤，药味发力，循走毛孔，进入肌肉，随行血液。
病发症候，呈象各异，或表或里，外敷膏药，或以治表，或以治里。
治表用法，呼脓去腐，激发活力，止痛生肌，遮蔽风袭，保护肌肉。
外用膏贴，膏宜轻薄，力求通透，每日而换，滋养肌肤，驱除表邪。
治里用药，或驱风寒，或和气血，或消痰痞，或壮筋骨，组方甚多。
用药治里，熬制成膏，随病加减，膏宜重浓，久贴肌表，人多难知。
人生病疾，由外入内，皮肤肌肉，血管筋骨，穿行经络，客舍脏腑。
六邪情志，化生淫邪，四处蔓延，走行纵深，内必服药，多能驱除。
病有定所，客舍之处，皮肤筋骨，壅塞气运，活动不利，按压可知。
借用膏贴，闭塞气机，药性纵深，毛孔而入，抵达腠理，通经贯络。
膏贴发力，驱散内邪，或提而出，或攻而散，药味有力，感悟奇妙。
内邪致病，气聚血结，症候呈象，外现其形，薄贴用法，疾速甚效。
熬药制膏，取药必真，心志必诚，火候必至，用心专一，方能有效。

六十九、古方效仿，重在变通

古圣先贤，立方用药，甄选药味，一一应症，多善品数，四至五味。
审辨药性，性味气令，极精至当，辨析阴阳，察看病情，至真明确。
组方精良，方中用药，精准对病，切中症候，应标对本，毫发无差。
药味数量，无一泛用，统筹兼顾，一药多能，交互发力，兼治数症。
古人组方，洞悉天地，感悟生命，深思熟虑，药味虽少，无症不应。
后人效法，审人病疾，端详症候，伦比古方，救治病疾，方无少异。
古方今用，传承守正，治疗病疾，驱除内邪，调和阴阳，多需变通。
天地气运，发令走行，风气各殊，人体有别，气禀各异，性情差别。
古人用药，主病用方，审辨症候，略有增减，药味增减，对应病疾。
或病相同，症候庞杂，未免兼顾，随应症候，增味一二，整体系统。
后世用方，药味增多，鲜虑精简，善好杂乱，方药药味，与日逐增。
组方用药，缺乏统筹，心无定力，一药数症，不知繁简，不明变通。
古方设药，原有变通，加减用法，病症杂出，用药多品，唯十余味。
自唐之后，临证制宜，多方组合，用药渐多，药物归经，日趋多经。
传承守正，效法汉方，药四五味，药味功用，股掌药味，非切症候。
药物选用，性情温和，浮泛轻淡，虽不中病，犹无大害，折中求稳。
风靡时趋，崇尚人参，附子干姜，苍术鹿茸，熟地药味，峻补辛热。
病发伤寒，暑湿温病，唯此数种，轮流交替，用药组方，泛泛用药。
药味病气，二者相反，势必害人，毫不自悔，不辨八纲，不审药性。
略读经方，好为高论，寓情温补，将相富贵，频频用药，病药相反。
道不畅行，人争效尤，贻害不息，勤求古训，深思体验，仁心三省。

第四部分　拾艺

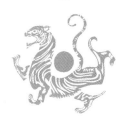

一、内经难经，前后相随

难经非经，通读经文，内意难解，设题问难，以明开示，故曰难经。
经文用言，以难解释，言简意赅，欲推本经，发挥至道，剖析疑义。
难经立说，垂示后学，精读内经，感悟津梁，补充内经，答难解惑。
内经深意，亦未尽善，难经简明，问答言词，引用经文，阐释含义。
经文内容，本目明显，引用拓展，前后断层，经语暗晦，或无发明。
内经组篇，素问灵枢，天地气运，阴阳五行，五脏六腑，难经补益。
内经难经，两经相背，或生歧义，此真彼假，藏存所短，审慎感悟。
内溯渊源，自出机杼，发挥妙道，内经奥义，难经相辅，实能显补。
上古大德，著书难经，别有师承，实与内经，永垂千古，交相生辉。
隋唐以来，难经盛行，备受尊崇，少有驳正，从医悟道，读识大义。
三才感悟，天气气运，深考内经，感悟难经，前后呼应，相得益彰。

二、拜读伤寒，感悟本心

仲景伤寒，整理编次，十数多家，众说纷纭，各言其理，争论拓展。
内经为基，仲景立著，作书要旨，天地气运，天人相应，六经八纲。
读伤寒论，知悟此书，设想悬拟，回归本源，天地运化，生活时态。
世人发挥，各抒己见，多有改动，前后顺序，或以在前，或以在后。
正治效法，一经之法，盖三四条，贵在变通，感悟深省，真知灼见。
病症先后，此症彼症，或以先发，或以后生，因彼而变，互相诟厉。
变通阴阳，审视症候，病变万端，传经无定，因人而异，无方待病。
伤寒多端，与时而变，合和事宜，原著次序，多有变动，贵有变通。
叔和序例，搜寻博采，仲景旧论，录其症候，诊脉声色，对病应方。
叔和本意，仲景经方，验有神效，搜集整理，拟防世急，济世救人。
六经现症，或异或同，阳经一证，杂糅阴经，症候交合，并入阳经。
人体各异，伤寒症候，交织重合，复杂纷繁，阳经症候，阴经亦有。
古人初心，怜人疾苦，天地立心，悬壶济世，治病救人，著书立说。
善读经书，书中意旨，精义要诀，历历分明，前后相随，穷尽仁心。
经方要义，用心专一，粗气谈心，继承绝学，融会贯通，自得玄机。

三、内经立法，金匮组方

金匮要略，仲景经方，治疗杂病，多处缺陷，或有略写，存疑颇多。
上古圣贤，感悟内经，汤液治病，唯赖金匮，尊崇经方，方书之祖。
追溯病机，皆源内经，神明变化，辨证阴阳，脏腑表里，经络呼应。
药用性味，悉感本草，融会贯通，内经机理，本草取味，调理阴阳。
金匮杂病，用药组方，皆源发处，上古圣人，历代相传，随症加减。
身体异变，脉象随变，诊病脉法，浮沉长短，滑涩六象，亦出内经。
深悟内经，洞悉本草，治病组方，方药切症，丝毫无移，用无毫错。
审慎症候，辨析阴阳，六经辨证，脏腑交互，洞见本源，审察毫末。
用药组方，切中症候，一一呼应，所投必效，如若桴鼓，药病相应。
著书立说，天地之法，生命要义，后人学悟，以经为本，参考推广。
往圣绝学，著书立说，相传真诀，天地气运，做人大道，时时反省。

四、一证百脉，一脉百证

叔和脉经，分门别类，条分缕析，原起内经，自汉以后，鲜少遗留。
脉经旨趣，盖莫划一，偏见执持，众家心得，后世考见，不可或缺。
脉搏悟道，脏腑行运，血气盛衰，寒热邪气，流动气运，呈象三部。
阴阳四时，五运六气，天人相应，三部九候，脏腑气运，寸关尺脉。
脉象搏动，浮沉数迟，虚实六象，寸关尺处，经气应脏，呼应症候。
症候疾病，所现症候，参考互验，阴阳生克，顺逆之理，吉凶可凭。
内经难经，仲景立说，述说脉象，整理脉道，大道从简，应验如神。
偏执脉经，病疾发生，应现某脉，脉象呈现，契合病症，脉病呼应。
内经脉道，间或论述，拘泥繁琐，屡试不验，脉象病症，二者不符。
脉象病证，二者反差，追溯本源，怀疑经书，不明变通，多存谬误。
心存疑惑，置身局内，咎脉不准，咎病非真，用药组方，药不对症。
病证与脉，二者相合，病与脉象，二者不合，兼有异变，病脉相反。
同一脉象，见于此症，脉症应合，或见彼症，二者不宜，循症用方。
同一症候，或脉合宜，或脉不宜，一病发生，人体各异，数十脉象。
人体发病，男女老少，强壮怯弱，生命变化，一证百脉，一脉百证。
泥定一说，从脉合症，二者不合，症候脉象，二者不合，浑浑彷徨。
感悟脉道，望闻问切，彼此互参，是非各别，莫持一论，旁征博采。
不知变通，不明精义，愈密愈疏，知通古今，详密体悟，考察异同。
辨脉得失，审脉真伪，穷脉变通，自有心得，拘泥治病，多生谬误。
入学医道，熟读内经，通学难经，仲景之说，融会贯通，自有定见。

五、千金外台，首精内经

仲景治病，脏腑经络，病情传变，悉本内经，内经为本，用药组方。
仲景治病，所用方略，皆源古圣，相传经方，守正传承，坚守纲要。
仲景组方，非私自造，间或加减，必有所本，分两轻重，皆存法度。
药物性味，悉本经典，神农本草，无存一味，游移假借，偏离圣训。
非用此方，不治此病，非用此药，不成此方，粗微深妙，不可思议。
药味数量，常五六品，药物功用，扬长避短，兼顾周全，有所侧重。
临证制宜，明晰症候，用药精良，天地造化，感悟通透，天地同体。
药王立说，千金经方，内所论病，循理通辨，坚守内经，感悟生命。
组方杂药，后世臆度，所用之方，亦择古方，顺时兼取，后世效仿。
药王用药，未必坚守，全本神农，兼取杂方，或用单方，通治之品。
一病救治，或立数方，亦有一方，多治数病，组方用药，药味善变。
药品用数，多至十味，切中症候，对症固多，不对症候，偶有存在。
治病之际，亦有见效，或有不效，专重药味，古圣制方，少有传播。
感悟医道，融汇变通，用药神奇，用意巧妙，别有特色，自成一家。
唐代王焘，外台秘要，纂集诸方，荟萃成书，历代用方，集成大备。
著书本人，非专医道，方药治病，以为指归，医方类书，重在究方。
方药传世，后世继承，辨证分析，纵横类比，上下借鉴，功不可没。
习医悟道，漫然读书，根基不牢，胸无成竹，众说纷纭，群方淆杂。
千金外台，首精内经，仲景本草，胸有定见，取长舍短，资助博深。

六、感悟伤寒，阅活人书

宋人朱肱，洞察感悟，伤寒论书，辨证拓展，执持易晓，大有功绩。
整理编辑，诸多著作，著活人书，位居第一，感悟上古，成就斐然。
伤寒论书，六经感悟，循经传变，所现症候，组方施治，据经应方。
或一病症，六经俱现，或有一症，治法迥别，感悟真知，茫然无措。
活人书内，经络病因，传变疑似，条分缕析，后附经方，治法应效。
悟活人书，一目了然，后学津梁，用心著书，独出机杼，别有洞天。
读思论著，全本经文，见解浅易，混杂己意，好学深思，述而不作。
伤寒经论，唐宋以来，经文删改，移易变样，不明不贯，本意遗失。
条辨伤寒，倒颠错乱，各抒己见，互相辩驳，分症不清，偏离大道。
欲强融合，支离破碎，活人书经，参究伤寒，感悟精义，辨析通透。
病情来去，错综反复，治法专心，初心一定，把握主旨，多见奇效。

七、脉象定命，多为变数

风寒暑湿，燥热六邪，诊脉治病，洞察透视，血气盛衰，验证辨知。
脉象异常，推演病变，相传经书，太素脉经，辨析脉象，呼应症候。
候人病机，寿夭穷通，智愚善恶，纤悉皆备，感同身受，脉症呼应。
脉象变化，气血端倪，脉长重浓，寿者体征，短小薄弱，病疾体征。
清爽有神，智者征象，污浊无神，愚钝征象，理或宜然，可知善恶。
善恶相通，不可不知，穷通内外，洞悉变化，培植正气，固本扶阳。
或得寿脉，心性粗忽，大意遇邪，风寒劳倦，身体异变，患病身亡。
病夭脉象，心细审慎，饮食起居，作息调理，爱护调摄，得以永年。
或有病患，血气清爽，神志昏浊，或有病患，形体衰微，神志清明。
寿夭智愚，偏听神说，某年得官，某年得财，迷信宿命，更加荒唐。
天下世事，或习此术，或言多验，卖弄异术，推测幸中，定心明察。

八、妇科产后，审慎寒热

妇人病疾，伦比男子，男女无异，唯有殊异，经期胎产，病发不同。
女子病疾，多瘕病疾，经带胎产，多伴混血，善易凝滞，较多男子。
古人诊治，妇科瘕疾，谓曰带下，精气胎产，月水异常，总属带下。
五脏六腑，奇恒之腑，居位体内，生化气运，折射应外，走行经脉。
脏器经脉，内外交呼，表里相应，妇人病疾，临证制宜，先明经脉。
冲任二脉，冲脉走行，起于气街，并入少阴，经脐上行，入胸布散。
任脉走行，起始原点，中极之下，脐下四寸，循行腹里，上至关元。
冲任二脉，皆起胞中，上循背里，经脉之海，血之从生，胎之由系。
冲任之故，本原洞悉，后生病疾，千条万绪，推演察辨，可知从起。
参合古人，所用经方，神明变化，泛用药味，精挑细琢，自能显效。
女子殊异，身体善虚，民间风俗，补益身体，胎前宜凉，产后宜温。
女子怀孕，胚胎发育，蕴育生命，大耗气血，胎前机体，善宜受凉。
产后宜温，脱血之余，阴气大伤，孤阳独炽，多存瘀血，内结蕴热。
淤血过多，药味选用，反用姜桂，不明气运，不辨阴阳，多酿大害。
仲景先生，产后病疾，石膏白薇，竹茹药味，药味清淡，无不神效。
常理推演，产后瘀血，身体大虚，得寒则凝，得热则行，多存谬误。
瘀血凝结，因热而凝，得寒而降，疏散化解，因寒而凝，热得散解。
用药组方，桃仁承气，产后瘀血，热结为多，热瘀成块，更易助热。
热中积热，炼成干血，解散无望，缥缈无期，病发深重，阴涸身亡。

九、痘科发病，清火解毒

医道失传，莫如痘疹，痘发根源，藏匿之处，脏腑骨脉，发于天时。
生命蕴育，受生初始，无极太极，阴阳二气，相生相克，交感成形。
化生气始，因火而动，必生渣滓，未融残骸，潜伏藏匿，脏腑骨脉。
痘发本源，生命气运，运化塑形，残渣不化，沉淀潜藏，骨脉脏腑。
外无感召，伏藏不出，天地寒暑，阴阳二气，行运日积，化生气运。
外感气运，潜藏客舍，脏腑气血，积毒日满，随运升越，发于天时。
天时行令，五运六气，彼此殊异，标本有别，胜复交争，交互相异。
气体行令，禀受不同，感发之时，随时别变，治法随变，通乎造化。
机体气运，交织变化，八纲辨证，至精至微，补救适宜，灵活变通。
痘发根源，不外乎火，内经亦云，内火积聚，火邪涌动，火郁发外。
四时变幻，寒热燥湿，天时炎热，火邪易发，清热祛火，固守正气。
冬春季节，气运寒束，痘不起发，痘发之际，精血亏少，体内无浆。
痘内生浆，精血不继，皮不腐陷，温散提托，补养用法，缺一不可。
痘发瞬间，以毒攻毒，蚯蚓桑虫，生蝎毒药，不明医理，为祸甚烈。
瓦斯毒气，毒气内陷，一时之间，不能托出，瓦斯借力，透发重疾。
绵危笃症，千百症候，不得有一，常用药味，看若无毒，反益化毒。
病发危重，危在咫尺，内服常药，无生助益，气血亏虚，多善夺气。
生死之际，全赖气血，清火解毒，培养气血，温托滋补，百无一失。
痘病发作，数品寒药，按日定方，药味不效，继以毒药，辨证用药。
痘发之际，至变至微，用药组方，感悟偏离，痘科最易，至定至粗。

十、种痘九善，医者善知

种痘治病，仙传仁术，可获九善，物欲积聚，唯痘殊异，不欲其聚。
种痘一善，痘未生出，强行种痘，内毒诱发，抗体化生，毒邪不聚。
种痘二善，毒素物欲，扩张增多，人体种痘，强制逼出，积毒必少。
种痘三善，毒欲盛大，种痘金箍，强出者小，种痘四善，不感戾气。
种痘五善，天地气运，择日温和，种痘六善，小儿种痘，早防他病。
种痘七善，皆取痘苗，种出痘苗，痘苗无毒，增强免疫，谓曰善种。
痘发肌表，血肉成浆，浆生十分，全面免疫，巩固防线，毒难不陷。
种痘八善，血肉化浆，五分以上，机体免疫，得获激发，即为无害。
种痘九善，种痘绵延，十二朝夕，化生成靥，并续延至，一月有余。
古人种痘，世人疫苗，二者法理，大同小异，大道昭昭，唯重细节。
种痘身亡，深感悔恨，不种身死，自出痘苗，吉凶未知，不必怨恨。
种痘之际，化生异变，危险痘苗，或生痘毒，医者种痘，更知治痘。

十一、幼儿发病，审慎应对

幼儿学科，古谓哑科，发病之际，咿咿呀呀，不能言述，难知病处。
幼科病疾，病发殊异，变蒸胎惊，类与成人，二者别异，不可胜举。
非若妇人，别异男子，经产数端，古人慎重，另立专科，精细详明。
小儿初生，至成儿童，病名繁多，不下百计，治法立方，种种各别。
妇人男子，病发相同，治亦相同，小儿成人，病发相同，治亦迥异。
小儿生病，伤食症候，巴豆硼砂，反用猛药，药味浓烈，行运疾速。
其余症候，多用药味，金石峻厉，特分两极，古人真传，后世不敢。
后人用药，多用草木，平和药味，贻误时机，病发危重，道术失传。
调摄用法，病家能知，千不得一，小儿身体，纯阳之体，最宜清凉。
时下小儿，非有太暖，或为太饱，或其尤害，有病之余，频数喂乳。
妇人母乳，人体精华，乳汁为物，得热坚韧，状如棉絮，不易运化。
小儿有病，食乳清稀，积乳不食，愈满愈弃，一与之吮，迅疾涌出。
小儿发病，运化失序，功运萎靡，较与平日，前乳未消，新乳复充。
食物汇聚，填积胃口，化积顽痰，痰火相结，经脉淤闭，通行滞纳。
譬如常人，平日食饭，有序有量，病当危时，不减饮食，病必危重。
小儿童蒙，运化食物，摄入饮水，肠胃受限，多易发病，审慎辨别。
乳犹饮水，身体发育，全赖乳养，儿虚如此，若复禁乳，多致身亡。
不但不信，反将逆施，不当食时，反而进食，与当进食，反不与食。
种种失宜，不胜枚举，岂能坐守，明悟医理，能知调养，百不得一。

十二、疡科发病，变通治疗

疡科治法，全在外治，辨形察色，判知吉凶，先后施治，皆有成法。
临证制宜，疡科发病，经书临证，博采广益，二者皆到，审慎处置。
溃烂呈象，辨证救治，升降围点，去腐生肌，拔脓止血，膏涂洗熨。
治疗效法，皆须纯正，平复疮面，培植正气，屡试屡验，应手速愈。
内服汤方，护心托毒，化脓长肉，亦有真传，组方用药，非寻常方。
惟用煎方，必视病患，强弱阴阳，变通加减，通参内科，全在根柢。
疡科疗法，然与内科，二者不同，煎方制药，二者相同，用药有别。
药藏某毒，某毒某药，某证某方，非此不效，另有传授，散除内毒。
外科疗法，传授为主，徒恃学问，宏博无益，亲身传授，较为显效。
身患外科，兼内科症，或其病患，本有宿疾，或患外症，复感他气。
或因他因，外症重极，内伤脏腑，用药治疗，内外呼应，兼治内科。
平日勤学，洞悉内科，道通医理，内科外科，通达应变，两全无失。
不治内症，外症频发，亦不可救，内外症候，全在学问，深博广益。
病发外科，不能兼治，当另请医，名理内科，为患定方，内外兼治。
身患外科，参议其间，使用药味，外症无害，斟酌施治，内外兼益。
呈现内症，本因外症，痛极昏晕，脓欲生成，化生寒热，内外不和。
邪毒内陷，体表胀满，内症发生，皆源外症，只治外症，内症难愈。
医道至微，用方广众，亦非浅学，辨证阴阳，通透病机，审慎症候。
外科之道，简而言之，唯记煎方，存方数首，合膏围药，可以一家。
至深言述，经络脏腑，气血骨脉，奇病怪疾，千态万状，无不尽识。
用药存方，无病不全，珍奇贵重，难得之药，无所不备，以待急用。
奇险危症，了然无疑，比较内科，外科等级，轻重悬殊，能识高下。

十三、正气汇集，驱逐邪气

内经有言，祝由祈祷，先巫透视，百病相胜，先知所生，可以避祸。
内有篇章，移精变气，恬淡处世，邪不深入，可以移精，祸由休已。
虚邪贼风，内着客舍，五脏骨髓，外伤肌表，肌肤空窍，小病频频。
病邪纵深，波及脏腑，伤累真气，折损元气，大病危重，祸不由己。
祸由之法，病情所由，正邪二气，交争异变，轻重缓急，审慎应对。
病情恶变，耗伤正气，正气不固，宣意志气，释疑解惑，杯水车薪。
病情轻微，祝由祈祷，或有感应，病机危重，邪入筋骨，鲜少应效。
祝由之法，用法传变，符咒奇术，间有小效，病大危重，多难见功。
六邪情志，化生病邪，由表及里，循序渐进，轻重缓急，人体各异。
个体异质，症候多变，审视症候，通透阴阳，五行生克，把握根本。
追本溯源，扣紧主旨，针法灸法，药物情志，饮食起居，适宜禁忌。
临症制宜，博采古训，多处用方，培植正气，驱除邪气，病邪自消。

十四、禽兽用药，相参有别

天地之间，人应四时，外邪情志，化生异变，脏腑失序，皆可生病。
禽兽生病，发病根源，七情唯少，风寒侵袭，饮食不当，发病居多。
禽兽发病，亦有症候，禽兽治病，临证治法，较与人类，尤为容易。
禽兽机体，脏腑经络，虽与人殊，气血津液，受历天地，不甚相远。
禽兽发病，组方用药，药味性味，走行脏腑，用药大道，大略相同。
禽兽物性，气粗血浊，摄入饮食，食物粗糙，非人饮食，居处各异。
禽兽患病，用药之际，别有用方，不得乱用，审慎根源，变通用药。
牛马进食，组方用药，药味消草，犬豕之食，当用药味，消解糠豆。
临证制宜，禽兽发病，药味选用，专属之品，猫宜乌药，马宜黄药。
病发之际，一兽发病，一兽症候，另有专方，主治疾病，消除症候。
兽药组方，药味重剂，组方力浓，化解内邪，通畅气机，取效显著。
天运时气，气运不同，变化多端，用药组方，通透症候，随证加减。
禽兽发病，病机繁多，广博深奥，通悟气机，上下相参，融会贯通。

十五、道法一脉，因果相随

天地之间，气运行令，万法交变，变幻不定，生生灭灭，谓之无常。
人生在世，纯苦无乐，谓之曰苦，一切皆空，谓之曰空，万物归空。
人身心性，为我所依，非我真实，皆为虚象，谓之无我，苦空无常。
十二因缘，肇始无明，不明根本，不知其来，随缘而变，无中生有。
无明生相，因相而运，二相曰行，行而有识，三相为识，识生思潜。
因识辨色，四相名色，名色起眼，五相起眼，色眼识相，六根入象。
六根六相，六相入尘，六根感触，因触起心，起心动念，七相心受。
心受生爱，八相为爱，因爱有求，心欲追求，朝暮动心，九相求取。
因取而存，十相为存，十一因相，历成生命，十二亡老，复归无名。
无明成象，智慧无光，不明大道，贪欲嗔恨，愚痴烦恼，蠢动迷惑。
无明生行，前生迷乱，造化万般，善恶诸业，前世身心，遗后受难。
行而生识，过去业力，感受果报，初起妄念，投生今生，轮回转世。
识生名色，借宿母腹，诞生生命，绵延化生，身心状态，变化无常。
五六成相，化生生命，胎中生成，有形有识，眼耳鼻舌，身意六根。
胎儿初生，出离母体，六根感触，色声香味，触法六触，六根六触。
六触感受，苦乐心境，油然而生，厌苦喜乐，八般嗜爱，相依相生。
贪爱钱财，色名食睡，五欲化生，纠缠身心，身心失衡，无以平静。
欲爱强烈，贪染生境，起取着心，生贪嗔痴，诸般贪欲，枉生邪念。
今生造作，前世有因，有漏之因，感受来世，因果不空，生死相移。
今生造业，感受来生，色受想行，识谓五蕴，蕴藏不消，聚合在身。
来生五蕴，假合生身，初生衰老，至亡不灭，前生今生，后生三世。
十二因缘，前后因缘，因果相随，生生灭灭，虚妄相续，如环无端。
虚妄本无，幻化虚象，皆由心造，唯有身受，道法可空，因果不空。

十六、五善七恶，预防为先

人体五脏，应合五行，阴阳交互，各有善恶，呈象在外，各有显像。
心主神明，心脏舒坦，精神爽快，言语清亮，舌润不渴，寝寐安宁。
肝主藏血，肝脏舒达，身体轻便，不怒不惊，指甲红润，二便通利。
脾主统血，脾脏通利，唇色红润，饮食知味，脓黄而稠，大便和润。
肺主肃降，肺脏和顺，声音洪亮，不喘不咳，呼吸均匀，皮肤润泽。
肾主藏精，肾脏强健，并无潮热，口和齿润，小便清长，夜卧安静。
心脏异常，神智昏糊，心烦舌燥，疮色紫黑，言语呢喃，心烦气乱。
肝脏瘀滞，身体强直，目难正视，疮流血水，惊悸时作，多生嗔怒。
脾脏失衡，形容消瘦，疮陷脓臭，不思饮食，纳药呕吐，运化不力。
肺脏失序，皮肤枯槁，谈多音哑，呼吸喘急，鼻翼扇动，呼吸不畅。
肾脏萎靡，时渴引饮，面容惨黑，咽喉干燥，阴囊内缩，精神不振。
脏腑败坏，身体浮肿，呕吐呃逆，肠鸣泄泻，免疫低下，口糜满布。
气血衰竭，脏腑失营，疮陷色暗，时流污水，汗出肢冷，嗜卧低语。
五善为顺，疾病发生，预后较好，七恶为逆，预后不良，多生异变。

十七、人体气街，四大通道

人体气街，亦称四街，气街有四，辅助经脉，通畅气运，汇流通道。
气街布散，胸气有街，腹气有街，头气有街，胫骨之处，气行有街。
内气行运，走行头颅，止之于脑，走行在胸，止停胸膺，背俞之处。
走行腹部，止于背俞，萦绕冲脉，肚脐左右，两侧动脉，循循而行。
气行胫骨，小腿走行，足踝上下，气街止停，小腿腿肚，承山穴处。
气街分布，头胸腹胫，联络脏腑，十二经脉，十五络脉，交织成网。
四处气街，头部气街，脑为中心，胸部气街，心脏肺脏，中心要地。
腹部气街，守护脏腑，肝脏脾脏，左右肾脏，人体六腑，为之中心。
脏腑气血，沿行气街，直达于外，灌注诸经，沿行经络，顺序走行。
诸经气血，巧借气街，直通于内，滋养脏腑，脏腑互动，内外一体。
气街散布，横向行气，联络前后，沟通内外，纵贯上下，构筑一体。
四街气运，气行路径，经脉壅塞，走行络脉，换道行车，相输如环。
十二经脉，十五络脉，经脉络脉，交织成网，往复循环，生生不息。
遇邪侵袭，阻断络脉，通过四街，侧行旁通，改道而行，贯通气运。
手足阳经，后背督脉，汇聚头面，头面五官，相互通达，交互联系。
气街腧穴，头痛头晕，头部经络，气街腧穴，头顶百会，风池风府。
胸部病疾，气行不畅，胸满咳喘，气街选穴，胸部腧穴，中府肺俞。
腹痛腹泻，气行壅塞，腹部选穴，中脘天枢，胃俞脾俞，大肠俞穴。
下肢痿痹，行走无力，胫骨气街，选定腧穴，髀关伏兔，足三里穴。

十八、五行五虫，天地自然

天地气令，无极太极，太极阴阳，阴阳五行，五行推演，分门归类。
五行五脏，五色五味，五音六律，五谷六畜，四时更替，五运六气。
天地之间，动物分类，划分五虫，赢鳞毛羽，昆合应五，对应五行。
飞禽之中，鸡鸭鹅等，归属羽虫，羽虫之中，凤凰为首，五行应火。
走兽之中，老虎狮子，豹子野狼，归类毛虫，麒麟为首，五行应木。
甲壳之类，蚌类乌龟，虾类蝎子，归类介虫，灵龟为首，五行应金。
具鳞动物，鱼类蜥蜴，蛇类翅虫，归类鳞虫，蛟龙为首，五行应水。
无毛无鳞，人类蚯蚓，青蛙蟾蜍，归入倮虫，圣人首领，五行应土。
天地运化，万物繁衍，人类禽兽，昆虫鳞虫，各有形性，日期各异。
生命诞生，生雏形化，数或奇偶，或飞或行，或水或陆，莫知其情。
孕育推算，天一地二，人为之三，三三而九，九九相乘，计八十一。
一主之日，日数推十，母亲怀胎，历经十月，胚胎成形，生命诞生。
八九相乘，计七十二，偶以承奇，奇主辰月，孕育生命，马十二月。
七九相乘，计六十三，三主之斗，斗主于狗，孕育生命，狗三月生。
六九相乘，计五十四，四主之时，时主于豕，孕育生命，豕四月生。
五九相乘，计四十五，五主之音，音主于猿，孕育生命，猿五月生。
四九相乘，计三十六，六主之律，律主禽鹿，孕育生命，禽鹿六月。
三九相乘，计二十七，七主之星，星主于虎，孕育生命，虎七月生。
二九十八，八主之风，风主在虫，昆虫羽化，孕育生命，在之八月。
飞鸟游鱼，繁衍生殖，生阴属阳，鸟鱼皆卵，鱼游于水，鸟飞于云。
蚕食不饮，蝉饮不食，蜉蝣潜水，不饮不食，隆冬介鳞，藏匿蛰伏。
家禽鸡鸭，食物摄入，囫囵吞枣，躯体八窍，繁殖后代，卵化而生。
人类猿猴，食物咀嚼，细嚼慢咽，身体九窍，繁衍后代，诞生胚胎。
四足兽类，无有羽翼，戴角牛羊，无生上齿，研磨食物，万物各异。

昼生类父，夜生类母，蜂蛤龟珠，潮起潮落，与月盛虚，各有别异。
地载万物，东西为纬，南北为经，山为积德，川为积刑，遥相呼应。
高下相应，高者为生，下者为亡，丘陵为牡，溪谷为牝，阴阳雌雄。
土质有别，坚土人肥，虚土人大，沙土人细，息土人美，耗土人丑。
食水求生，善游能寒，土中地龙，以土为食，无心不息，食木多力。
食草动物，善走愚笨，若如春蚕，摄食桑叶，吐丝成蛾，结茧化蛹。
食肉动物，勇敢彪悍，人类摄食，食取五谷，五谷为养，智慧手巧。
天地灵气，日月精华，善纳气者，调气养心，神明聪慧，健康长寿。
五虫繁衍，应合天地，洞察微妙，道法自然，顺应自然，各呈异彩。
动必以道，静必以理，动不以道，静不以理，动静无序，自夭不寿。
天地气运，四时失序，风雨不时，暴风不休，水涝干旱，五虫弗生。

十九、不忘初心，医者仁心

黄帝岐伯，医道沿袭，继承创新，四家之说，仲景河间，东垣丹溪。
东汉末年，仲景先生，千古医宗，千古绝学，集于大成，犹儒孔子。
仲景用方，阴阳为基，洞彻五行，通悉六经，八纲辨证，合和组方。
河间顿悟，寒凉学说，东垣总结，脾胃为本，立本筑基，独树一帜。
丹溪聪慧，斟酌诸家，取其精华，调整取舍，开启学人，方便之门。
寒凉河间，尊崇内经，内经精义，感悟发挥，丹溪心法，以启后人。
东垣感悟，专理脾胃，用药之际，纯用升提，药性香燥，通达气机。
万物化生，皆融阴阳，纠偏趋正，唯求制衡，偏离平和，贻误后人。
习医问道，内经难经，神农本草，天人相应，心领神会，三才合一。
明悟所惑，仲景伤寒，金匮要略，内经心法，伤寒组方，前后相随。
深求彻悟，仲景绝学，传承延续，先圣之法，医理根基，守正创新。
扁鹊仓公，叔和思邈，各怀绝技，仅成一家，初心永固，谦虚谨慎。
仁心仁术，偏离本心，管窥一斑，盲人摸象，以偏概全，必生谬误。

二十、医家医道，医心仁心

行医济世，高下不齐，不可勉强，能智竭谋，小心谨慎，多不可取。
妄自诈伪，万端设害，层出不穷，或立奇方，卖弄殊异，蛊惑人心。
或用僻药，伎俩惑众，或用参茸，补热之药，谄媚富贵，博取人心。
或故吹嘘，假托仙方，招摇过市，愚鲁无知，高谈怪论，惊世盗名。
或以造假，虚经伪说，瞒人骇俗，或有明知，知晓此病，伪说彼病。
冬月伤寒，误断暑病，强加香薷，伤寒方内，不知香薷，惑人用法。
本根热症，误以真寒，凉药除热，强加干姜，彼用干姜，泡过无味。
外科用药，不明阴阳，不通表里，多用成药，尤难辨认，立心不专。
先治用药，令疮大极，心生惊惶，而后治疗，发不能收，病发危重。
偶拾一方，病发疼痛，罔顾极痛，一概用药，哀号欲亡，全无怜悯。
行医治病，欺贪图利，能知一二，囊饱私欲，贪图名利，倍失仁心。
医者仁心，端正心术，怜悯苍生，悬壶济世，学艺不精，不至害人。
虚心笃学，苦学日进，学而日进，每治多愈，声名日起，自然大道。
仁心不存，偏离初心，利益随往，专注求利，名利两失，误事害人。

二十一、医药同体，大道归一

医学经典，内经最古，医家鼻祖，岐黄论著，神农立著，本草伴生。
神农本草，黄帝之前，医之起源，起于草药，先有草药，后有医理。
黄帝内经，聚焦核要，经络脏腑，发病本原，内伤外感，症候殊异。
洞悉万象，用药组方，君臣佐使，大小奇偶，神明专一，用药至理。
内经立说，人体脏腑，脏象有形，生克变通，七情六淫，化邪致病。
针灸杂法，陈述颇多，制方尚少，汤液治病，亦有传闻，无书考究。
扁鹊仓公，汤药使用，逐渐推广，仲景先生，杂病伤寒，专立方药。
神农黄帝，原本精义，感悟大成，仲景组方，千古以来，用方之祖。
后世传承，唯重方药，天地阴阳，经络脏腑，针灸杂法，鲜少考求。
治病救人，背离大道，唐宋以后，相弥甚远，绵延至元，返璞归真。
河间好古，首重内经，凡论病疾，必先问经，后采诸家，继乃附方。
后世行医，皆少通儒，古人经义，浅尝辄止，仲景制方，不能深考。
经方起源，不加感悟，天地气象，不明缘由，各任其偏，不归中道。
医家东垣，唯任组方，温燥脾胃，继承先贤，古为今用，审慎变通。
仁心仁术，济世救人，博古通今，三省吾身，有则改之，无则加勉。
忌讳偏执，浮泛荒谬，圣贤绝学，变而固守，腐烂时文，不曰学古。
某病发生，应对某方，如不见效，改用他方，更用一方，二三十剂。
天地气运，实时变幻，病者迁延，变化多端，或病变恶，或病自愈。
墨守陈规，心无定力，胸中医理，毫无把握，唯以简易，无有大害。
学则日进，若如蜜蜂，历尽艰辛，四处寻芳，酝酿甜蜜，甘润生民。

二十二、医考技艺，德行第一

治病救人，人命攸关，定夺之际，掌于冢宰，岁终之际，稽事醒悟。
内外医学，设置教授，培养学生，皆分学科，籍以进步，考察升补。
考试经文，皆存程序，慎重推举，医道根本，自古无异，首重医德。
立方治病，犹存法度，不忘初心，怜悯天下，身躯千斤，众望相托。
为人端正，敏捷聪慧，学通古今，感悟天地，德行天下，深省吾身。
后世学医，读书不就，商贾无资，为谋生计，不得而为，浅尝辄止。
真心荡然，衣食生计，或偶涉猎，肆中窃学，剿袭医书，托名远近。
学医始终，欲以欺人，久而久之，根基不固，无有长进，不过如此。
错误相袭，危害无尽，岐黄精义，上下传承，近乎断绝，无以相传。
学医悟道，济世救人，必访名师，遵守师道，学问渊博，品行端方。
学问出众，治效神妙，考试用法，分为六科，依科考试，出类唯才。
一曰针灸，二曰大方，三曰妇科，幼科痘科，五曰眼科，六曰外科。
诸科皆通，谓曰全科，通一二科，谓曰兼科，通达一科，谓曰专科。
考题三类，一曰论题，出处内经，经络脏腑，五运六气，寒热虚实。
二曰解题，神农本草，伤寒金匮，品悟药性，临证制方，方药组合。
三曰案法，自述平日，治病验否，所以用方，治病心意，言行合一。
自然从容，言本圣经，治遵古法，学有渊源，师承不绝，岂可杜撰。
行医济世，心存善念，慈悲厚德，全无根柢，耕田织布，断不误世。

二十三、医道惟德，天地大道

偏离大道，多欲利益，重技轻道，欲求速成，贪于谋生，少悟医道。
治病救人，以为食粮，温饱肚囊，维持生计，少读经书，不重积累。
医道为道，古圣先贤，泄漏天机，揭开地秘，夺权造化，救人生死。
医理精妙，入神至微，上通天文，贯盖古今，聪明敏哲，方可入道。
古往圣贤，黄帝岐伯，神农越人，扁鹊仲景，著书立说，以启后人。
经典论著，洞悉天地，文辞奥妙，披罗广远，言简意赅，渊博通达。
经书有字，有章可循，经书无字，唯有感悟，有无相容，融合变通。
病情传变，顷刻须臾，真伪变幻，纷繁多样，变化多端，个体有别。
疾病变化，一时难辨，或走极端，生死立判，虚怀灵变，方可感通。
发病定性，有名无名，有名千计，无名更众，病发症候，病症亿万。
气血津液，脏腑经络，内服外治，方药从书，数年积累，难竟其说。
内经难经，医学根基，绝妙心法，神农本草，药物罗列，仲景组方。
感悟天地，变通阴阳，洞察四时，精通五运，通晓六气，遂成医道。
内经之后，派别林立，各自为师，独抒己见，通于一隅，必存偏驳。
只言片语，怪僻阔论，鄙俚歪说，纷陈错立，淆惑百端，蒙蔽旁人。
误入迷途，执拗己见，阴阳生克，不明变通，偏走极端，迷途不返。
学医做人，精鉴确识，过人聪资，天地博识，摒去俗事，专心数年。
学高为师，德高为范，拜师传授，穿越时空，古圣谈心，潜通默契。
学入歧途，追逐名利，欲壑难填，万古圣人，济世救人，事事相反。
欲入医道，敬畏天地，勤求古训，虚怀若谷，精益求精，德行天下。

二十四、名医倍难，亦不可为

行医治病，感悟天地，通学古今，为医固难，誓言名医，难上尤难。
一代名医，声名远播，敦请不易，穷力可延，登门求方，恐往不遇。
即或可遇，居处颇远，沿途寻访，长途跋涉，不在旦夕，低至医处。
身患病疾，轻小病疾，无助延治，拖延治疗，顺应自然，等待趋好。
病势危笃，近医束手，举家以危，然后求医，病势已危，病则危重。
病发迁延，邪积日久，屡易医家，广试药石，一误再误，病情数变。
邪积体内，十二经脉，循经传变，累伤脏腑，不在一二，终成坏证。
纵为名医，难得仙术，起死回生，病患执迷，不明此理，唯认大名。
世人信医，名医治病，非同寻常，道术高超，回天有力，起死回生。
病发危重，期望恳切，重托责任，生死之权，寄望名医，灵丹妙药。
断病危重，束手无策，明示不治，定存死期，飘然而去，自保免责。
审慎症候，万死症候，犹存生机，缥缈一线，用药组方，仁慈良心。
心无定力，药味选用，轻剂塞责，病患莫知，易失时机，于心不安。
若用重剂，背城一战，万一突变，谤议蜂起，误治重责，尽归一人。
三千世事，众说纷纭，成败是非，含药病亡，其咎责备，不容推诿。
大病瘥后，虽无气虚，余邪尚伏，善后谨慎，调理起居，尤宜深讲。
病家不知，失于调理，愈后复发，归咎于医，未做善后，多存责备。
名医治病，较之常医，倍难救治，知病艰难，用心缜密，竭尽全力。
悬壶济世，仁心偏离，贪图名利，欺世害人，治病不愈，反云为命。
用药组方，害人有实，别用巧术，以致误世，贻误治疗，断不可为。

二十五、读经取舍，审慎辨析

古圣相传，往圣绝学，馈赠于情，感悟至理，验证病疾，显现奇效。
天下之人，反生疑惑，独存己私，无稽阔谈，义所难通，害复立见。
人人偏误，奉以典训，以讹传讹，顽固守经，不敢变通，所来已久。
不通内经，不明本草，随心妄为，时有言论，古方多误，不治今病。
天地气运，风寒暑湿，燥火六邪，人生情志，七情六欲，犹未变化。
先贤用方，切中症候，多显奇效，世人用方，用后无效，反生怀疑。
某方某病，先贤从容，先审症候，断定确然，八纲辨证，后用其方。
世人治病，所谓某病，症候辨析，脉象应合，非古论断，定性某病。
风火杂感，伤寒症类，实非伤寒，曰经寻方，选桂枝汤，大剂发汗。
轻用经方，方向趋偏，走偏至极，吐血狂躁，走偏轻微，身热烦闷。
方不治病，责罪仲景，桂枝汤方，方不可用，不自责咎，辨病不清。
不省身心，反咎古方，无稽邪说，走偏害人，以偏概全，否定先贤。
若如谣传，四时伤寒，伤寒发生，深秋之际，冬至以后，忌用白虎。
痢疾血症，皆无止法，痢血病疾，实邪瘀郁，淤血外泄，不可遽止。
痢疾发生，滑脱空竭，非止不可，不塞火邪，谬误渐多，绵延开来。
或有误论，疾病发生，身患伤寒，饿不伤身，身患痢疾，吃不亡身。
伤寒论中，能食不能，验证病疾，中寒中风，二者有别，不一足论。
邪气方退，不助胃气，病变必多，宿食欲行，新谷入胃，肠气下达。
饮食调理，不可过用，执饿忍耐，伤寒禁食，内无精华，元气必空。
胃部痢疾，吃不伤身，身患痢疾，非用噤口，能食能饮，胃气尚强。
胃气尚存，发病不亡，肆意摄食，五谷果树，肉类蛋类，疯狂进食。
发病痢疾，吃不伤人，过食之际，运化负荷，加重病危，不胜枚举。
道听途说，谬解古人，亦足为害，读经议论，审辨所以，由然缘故。
勤求古训，精思感悟，不为误导，圣人深恶，道听途说，歪曲走偏。

二十六、广阅经书，三省身心

身患病疾，生命存亡，误于医家，十之有三，误于病家，十之有三。
误于旁人，涉猎医书，一知半解，不通阴阳，不明八纲，亦十之三。
行医为道，感悟天地，感应天地，博采勤学，身心体明，德才兼备。
寰宇之中，天人相应，形神合一，全体不明，偶拾半解，盲人摸象。
一知半解，举以试人，轻浅病疾，病发轻微，或有耦合，或能得效。
危重疑难，固执偏见，妄议用药，一或有误，病发危重，立判生亡。
间或偶然，幸中切病，自以为是，如此大病，犹能见功，益复自信。
居功自持，不拘何病，辄妄议论，高谈阔论，自以为是，病自不治。
自无反省，己身有过，终身害人，无存悔意，病家偏信，多有缘故。
家境各异，术业有别，隔行之际，若如大山，身患病疾，多求速愈。
病家患病，寻医问诊，写方即去，稍知医理，议论凿凿，关切异常。
敬仰医家，偶然翻阅，情面甚重，自然听信，审慎洞察，去伪存真。
治病心切，未尝审度，遵医行令，根源究竟，病家从行，多生谬误。
医道大道，熟读经书，感悟天地，应合生命，洞悉脏腑，精通气运。
文人墨客，富贵之人，文理本优，偶检医书，自以为是，已获心法。
学问品望，旁人敬仰，平日尊崇，倍加信从，触类旁通，已明医道。
从医之始，跟师学艺，沿袭学步，全无根柢，难辨真伪，深加佩服。
交互比伦，尚不如我，肆然用方，为人治病，愈好邀功，危重避罪。
更有世人，执着偏见，恃己文理，略有特长，更书立说，贻害后人。
古人为医，皆有师承，无病不讲，无方不通，邪说异论，引经验证。
古论经方，据典反思，深悟玄妙，实能把持，治必中症，济世救人。
医道漫漫，上下求索，博古通今，涉猎群书，通灵天地，三省身心。

二十七、患者寻医，审慎防误

天下之病，临证救治，误于医家，人数固多，误于病家，尤多甚多。
仁心仁术，高下不齐，八纲辨证，不明根本，用药组方，不同性味。
病家而误，治病心切，根源过程，恍恍惚惚，存有弊处，不可胜穷。
寻医救治，不问医道，高下优劣，随便从治，延迟治病，其为误一。
以耳代目，闻人声誉，信以为真，不考翔实，贻误治疗，其为误二。
平日交往，相熟亲朋，务取方便，心生顾虑，别请他人，情面有亏。
医者唠叨，任叨不辞，希冀酬谢，性命不顾，当用人情，其为误三。
远方异人，假称名医，高谈阔论，欺骗众人，不复详察，欺妄误四。
至亲密友，势位高人，荐引一人，情分难却，勉强寻访，其为误五。
亲戚朋友，偶阅医书，自以为是，医书颇通，每遇立方，妄生议论。
私改药味，善则归医，过则归患，或荐一医，互相毁谤，遂成党援。
各立门户，人不如己，幸灾乐祸，以期必胜，罔顾生死，其为误七。
病势方转，未收全功，病患正疑，见效太迟，忽遇谗言，疑惑蜂起。
中道更改，易换他医，前后不明，遂至危笃，反咎前人，其为误八。
病变无常，朝当桂附，暮当芩连，朝暮替换，病情症候，变化不定。
身体纯虚，证反误判，重用硝黄，内外坚实，症候不清，误用参术。
病家不知，以为怪僻，不从其说，反信庸医，延误治疗，其为误九。
吝惜钱财，唯贱是取，况为名医，自作主张，不肯从我，反不若他。
和易近人，柔顺商贾，酬谢从略，轻身重财，贻误治疗，其为误十。

二十八、寻访名医，君臣相遇

临症制宜，用药组方，喜用参附，用攻则惧，服用参附，补益过度。
服药攻伐，标本不明，慎小慎微，不敢用药，不用变通，明哲保身。
制药草率，不循法度，煎药之际，不合尺度，服药之时，非按其时。
饮食起居，寒暖劳逸，喜怒语言，随心所欲，不加管制，反增其乱。
小病无害，大病发生，或一不合，足伤内气，临证制宜，谨择名医。
病家寻医，若如君臣，君用宰相，择用贤相，专任重权，内理相一。
选用良相，人品端方，心术纯正，学有根柢，术有渊源，潜心医道。
果能如愿，十全八九，延请施治，病家医家，心性合一，病多易愈。
医家行医，各有所长，或今所患，非其所长，用药组方，唯难显效。
细听陈表，切中病情，和平正大，用药组方，必能切症，托付治疗。
谓曰命中，立方之时，先论定方，以然缘故，服药之后，效验呈象。
或云用药，必得几剂，而后应效，口出言辞，无一不验，此谓命中。
医者学浅，本无足取，偶遇其说，怪僻不经，游移恍惚，胸无定见。
用药之后，验证所言，全不相应，另觅名家，不得随意，轻试性命。

二十九、福祸相依，如影随形

行医治病，既无学问，又无跟师，心术不端，欺世盗名，害人无数。
人命所关，性命珍贵，贵胜千斤，害人性命，如影随形，必有报应。
害人须臾，自有天罚，以彰其罪，因果相连，福祸相随，近若咫尺。
然存别异，庸医误世，寿考富浓，子孙繁昌，全无殃咎，疑惑不解。
病患发病，与病周旋，寻医救治，药误身亡，半由天命，半由病患。
行医治病，难违命运，违顺成定，并非造谋，病家危重，多源天道。
医者道术，定存高下，仁心慈悲，彼偏不信，私心恶劣，深信不疑。
言用补益，崇为良医，言用攻散，以为庸医，温热清凉，偏信温益。
或有旁听，互生议论，病患妄为，自改方药，欲满行术，曲从病患。
病患固执，深喜从顺，偶然或愈，心生骄傲，自矜有功，病危不咎。
病患藏私，自作主张，隐讳是非，病未去除，反增他病，不复咎责。
内无定力，邀攻避罪，曲从病患，用药组方，委屈求全，药不切症。
病危身亡，闻听相传，病患病疾，误服方药，病发走极，宜以惩戒。
平昔偏信，佩服良医，乍然之际，医自生病，反信平日，鄙薄庸医。
随任庸医，伤害生命，神使鬼差，从中呼应，夺人性命，乃谓之命。
人命生亡，有其定数，大道自然，老而自亡，天下皆寿，安享天年。
考验人命，六邪情志，干扰气运，善生病疾，错综复杂，不以寿亡。
疾病发生，轻重不等，人善保护，六淫七情，感邪轻微，不致生病。
病气居浅，不能令亡，少得微疾，用药组方，轻者变重，重者身亡。
人生自然，天地造化，性命运毕，命本当亡，济世救人，夺命无权。
权掌性命，医者独重，隐然须臾，天地行令，以行惩罚，莫违天道。
天人相应，天地之道，人效大道，大道无言，无以言道，唯在悟道。
玩世不恭，立心诈欺，卖弄聪明，造捏假药，欺蒙吓人，巧取钱财。
存心邪恶，真凿可征，祸必相随，无不立至，福已远离，祸自逼近。

三十、生命延续，多为变数

佛教有云，命为定数，寿限长短，摄食多寡，皆为定数，运气变化。
了凡四训，积德行善，修行禅悟，舍得之间，虽有定数，命亦变数。
你我与他，祈求平安，长命百岁，长寿道术，远溯盘古，绵延流长。
岐黄有语，顺应自然，世人寿命，皆应过百，三十有余，此乃常限。
洞悟生命，先天元气，化为元精，精转元神，源之于气，缥缈变幻。
先天化生，气与精神，二者无形，不可言喻，但可意会，领略其中。
天地悠悠，一股清气，飘忽不定，无踪无影，无色无相，若聚若散。
千山万水，冥冥幽幽，尔我魂魄，同频和弦，共鸣发声，早有注定。
尔体为阴，在我为阳，阴阳合和，乃成一气，化生元气，汇聚体内。
元气萌动，滚如雪球，浑然一体，万事俱备，静待有形，化生生命。
元气太极，太极弥散，化变成场，若如气层，包裹在外，保护地球。
茫茫人海，男女有缘，翻山越岭，乘风破浪，共结良缘，互送倾慕。
俊男倩女，二人结缘，融为一体，气场加持，萌动生命，化生有形。
成人过程，脏腑形成，筋骨发育，先天元气，融汇其中，保护夹持。
先天之气，早先生命，隐匿肾脏，承载肉体，超乎躯壳，若隐若离。

三十一、母爱无边，大爱无言

身孕一月，精卵融合，一粒种子，滑入子宫，根植土壤，扎根生芽。
身孕二月，胚胎发育，小小蝌蚪，娇嫩脆弱，始有心脏，搏动供血。
身孕三月，手腕脚踝，清晰可见，鸿蒙之中，初具人形，谓曰胎儿。
身孕四月，妊娠反应，恶心呕吐，与日俱增，胎儿玩耍，打嗝呼吸。
身孕五月，软骨分化，呼吸有音，感知器官，味嗅触视，日臻成形。
身孕六月，视觉器官，眉毛眼睑，手指脚趾，末端指甲，察视可见。
身孕七月，体长尺余，体表皮肤，绒毛密布，开启眼睛，吸吮拇指。
身孕八月，生殖发育，如若男婴，睾丸下沉，若为千金，阴唇凸出。
身孕九月，体长尺半，呼吸消化，系统成熟，身体旋转，头入骨盆。
身孕十月，摇头晃脑，破茧欲出，万事俱备，瓜熟蒂落，喜迎万物。
取相比类，田间播种，一粒玉米，撒播田间，吸收营养，生根发芽。
土沃水肥，阳光空气，风雨寒热，内外环境，交互影响，陪伴生长。

三十二、细胞多彩，寿命各异

人体构建，九大系统，乍看孤立，彼此联动，交织互动，协同有序。
组织器官，形性各异，依理类推，细胞各异，大小形态，多彩纷呈。
机能运行，新陈代谢，化生凋亡，细胞周期，长短不一，奇妙无穷。
小肠组织，消化吸收，日食三餐，酸甜苦辣，五味杂陈，涌入小肠。
软硬不和，生冷坚实，侵袭表皮，多生异变，细胞更替，二至三天。
舌体全息，脏腑汇聚，投影舌上，苦辣甜咸，细胞功性，味觉感知。
味蕾交织，九千有余，星辰密布，味觉细胞，推陈出新，十天换新。
肺为娇脏，对外门户，主司肃降，呼吸换气，肺主皮毛，联动牵制。
六邪入侵，顺沿气管，逼入肺脏，牵连肺泡，细胞替换，半月一次。
机体免疫，赖白细胞，嗜酸嗜碱，中性细胞，血液组成，不可或缺。
免疫防线，强兵猛将，破阵杀敌，清除病原，细胞替代，半月有余。
皮肤屏障，对外窗口，风吹日晒，蚊虫叮咬，内外交换，六邪惊扰。
皮肤外衣，毛孔密布，内外门户，脏腑运动，代谢废物，排出体外。
细胞凋亡，更替变幻，层叠有序，循环周期，近约一月，重换新装。
红细胞兮，血液权臣，输送氧气，滋养脏腑，排出废物，周而复始。
细胞化生，源于骨髓，逐次分化，生命周期，约有四月，有序更替。
五脏肝脏，人体将军，解毒排毒，细胞多彩，奇异巅峰，再生惊人。
颇为慎重，哑巴器官，逼近边缘，损伤难补，细胞更替，略有五月。
指甲组织，气血窗口，颜色质地，光滑枯燥，折射脏腑，解读阴阳。
手指脚趾，更替有别，手指指甲，六月一换，脚趾十月，轮换有序。
体表毛发，荣衰有别，源于元气，一元之气，先天后天，汇聚肾脏。
元气化生，五脏六腑，阴平阳秘，和合而生，肌肤润泽，毛发荣盛。
毛发循环，女子头发，长达六年，男子头发，长达三年，男女有别。
眉毛睫毛，寿命标签，更迭有序，六至八周，自然更替，依次脱落。

骨骼发生，少年柔韧，青年刚强，中年强硬，老年衰退，彼此各异。
破骨细胞，分解代谢，成骨细胞，生成新骨，重叠交织，各司其职。
人体骨骼，二百有六，破骨成骨，新骨生成，岁月沧桑，历经十年。
心脏组织，纤维交织，协同互动，舒张收缩，血液进出，润泽周身。
组织收张，最忌堵塞，细胞活跃，堪忧缺氧，最喜通畅，血行有序。
伦比肝脏，头发指甲，不可再生，细胞更迭，循环一次，二十余年。
眼睛组织，心灵窗户，肝脏灯塔，生命标尺，透析脏腑，结构复杂。
一睁一闭，开合之间，牵动大脑，组织成形，细胞固化，陪伴终生。

三十三、水氧交融，脑守护神

二〇一九，诺贝尔奖，生理医学，根源氧气，守护生命，无微不至。
生命运行，水氧食物，交互作用，化生能量，汇成精华，供给脏腑。
上善若水，水润万物，机体反应，以水为媒，化生阴精，融入血液。
细胞之内，能量生成，细胞之外，废物代谢，不可无氧，维系平稳。
摄入食物，酶促反应，水氧为媒，化生能量，送达周身，激活生命。
往圣贤达，脏腑器官，颇有详解，心脏脑部，神明之府，唯恐乏氧。
人体脑部，功能奇异，生成意识，无形有性，支配脏腑，昼夜有序。
饮食起居，工作学习，运动劳作，情绪波动，诸般功运，脑为统领。
白天操劳，日有所思，晚间休息，夜有所想，化作虚幻，魂飞梦萦。
专注思考，全神投入，忘我无我，功成事毕，恍然之际，入梦方醒。
醒来一瞬，腹中饥饿，咽喉干燥，深吸深呼，纳入氧气，补给损耗。
一日之中，脑部运行，以水为舟，吸氧转化，化生精微，需氧巨硕。
脑为髓海，谓之曰海，乃容成大，行令运化，精微之物，化生成髓。
五谷运化，水氧交融，化生精华，精华润泽，肾气丰盈，聚合生髓。
脑部外侧，沟回交错，脑之内部，亿万细胞，运行代谢，生生不息。
脑部组织，细胞呼吸，有氧即荣，无氧即枯，刹那之间，不可回转。
脑部枯萎，神经失聪，功能失控，影响举止，小脑萎缩，东倒西歪。
四时变幻，暴雨欲来，气压下降，外压降低，胸腔内外，交换障碍。
纳气减少，溶氧不足，血运不畅，胸闷头晕，精神不振，四肢无力。
九大系统，亿万细胞，唯氧渴望，超乎寻常，血为之舟，舟借水行。
益脑增智，大道至简，在乎水氧，增氧补水，助推行运，谨记于心。

三十四、脑为髓海，以氧为养

脑为髓海，神明之府，生命运行，支配调控，脏腑四肢，尽在其中。
脑部细胞，数以亿计，生命初始，发育成形，细胞成熟，更新维艰。
鼻腔殊异，嗅觉细胞，辨别气味，投影嗅球，学习记忆，海马突起。
嗅球突起，此之二域，细胞活跃，随机应变，新陈代谢，更迭有序。
脑部细胞，活跃精彩，昼夜不息，嗜氧耗能，如饥似渴，源源不休。
血管狭窄，通行不畅，供氧不济，细胞缺氧，累损细胞，后果堪忧。
脑部缺氧，分钟之间，细胞失活，功能萎靡，停止工作，职能瘫痪。
缺氧延续，四至五分，细胞失营，功能停摆，六至十分，亡不逆转。
细胞死亡，区域组织，损伤坏死，中央管控，局部失司，干扰行为。
生命征兆，脏腑求救，症候预警，视而不见，麻痹大意，多酿大错。
头晕气短，血管不畅，脑部缺血，供氧不济，细胞乏氧，徐徐凋亡。
凋亡枯萎，累伤之处，信号失敏，若在头面，嘴歪眼斜，半身不遂。
每遇境况，康复调理，日复一日，不见显效，若蚕抽丝，难之又难。
惊醒世人，久伏案前，钩头聊天，不思茶饭，熬夜子时，起居失常。
久而久之，肌肉异变，血管狭窄，供氧不足，不觉之间，疼痛头晕。
机体信号，细胞凋亡，放任自流，断头之路，跌入深渊，后果堪忧。
润泽脑部，呼吸之间，供氧丰富，五谷运化，精华富裕，气血丰盈。
脑部细胞，初生之际，陪伴终生，少有更换，爱之惜之，幸福一生。

三十五、美中不足，自然最美

森林蜘蛛，非洲之蛙，鼹鼠大象，弹跳行走，轻松自如，游刃有余。
足底脚垫，行走跳跃，抗击震颤，增加弹性，吸震抗压，自有奇妙。
弹跳之际，缓解冲击，迎合膝盖，联动臀部，和谐关节，保护下肢。
奇想生命，人足塑形，雷同蛙象，骨下胶原，针织成垫，脚底增厚。
跑行跳跃，冲击动力，突如其来，联动上传，膝盖臀部，联动一体。
人足骨感，剧烈运动，损伤膝盖，牵拉股骨，联系臀部，韧带受累。
人类进化，追求完美，永无边际，穷尽所能，至善至美，直达极致。
天地无私，人效法地，地效法天，天效自然，自然合理，合理最美。
蛙象四足，人类双足，行走直立，重力下压，日复一日，汇聚足部。
五脏六腑，运行化生，气血津液，维系生命，长年累月，生生不息。
脏腑运动，开启气运，行令精华，激活生机，辐射投影，汇聚经络。
自上启下，自下贯上，末端汇聚，足部归根，交接窗口，换能门户。
天地人分，人居中间，上顶苍天，足为门户，下接大地，吸纳地气。
足底赤裸，接地灵气，上下互通，内外交流，互动脏腑，奇妙无穷。
生命诞生，万物有形，天地唯一，自有奇美，奇美之处，唯美自然。
万物造化，极致最美，物极必反，金秋皓月，月缺最美，唯恐圆实。

三十六、十二时辰，脏腑交替

四季变幻，月圆月缺，潮起潮落，昼夜更替，阴阳变幻，自有其道。
一天之中，十二时辰，天人相应，人体经脉，十二经脉，脏腑相应。
五脏六腑，迎合时辰，动静结合，调息运行，交替休息，恢复脏气。
十二时辰，晚十一时，凌晨一点，谓曰子时，足少阳经，胆囊经脉。
子时酣睡，胆囊和顺，胆汁循环，推陈出新，骨髓造血，源源不断。
凌晨一点，后夜三点，十二时辰，应合丑时，足厥阴经，肝脏经脉。
五脏之中，肝主藏血，子时生血，丑时收藏，交接有序，贮积备用。
调息肝脏，新陈代谢，化生新血，新血富裕，藏血丰盛，盈润脏腑。
心主神明，肺脏藏魄，肝脏藏魂，丑时不眠，累伤肝脏，魂不附体。
黑白颠倒，亵渎丑时，肝心母子，血不养心，神明错乱，神魂难安。
后夜三点，凌晨五点，十二时辰，寅时光景，手太阴经，太阴肺经。
五脏之中，肺司肃降，调整气机，顺应自然，高低起伏，动静有序。
白日忙碌，吸入呼出，气机多变，迎合脏腑，疏散周身，不敢怠慢。
时至寅时，脏腑调息，六神归位，魂归肝脏，肺脏忙碌，清污排浊。
寤寐有序，深度睡眠，水泽肺泡，调息顺应，新旧更迭，面貌一新。
凌晨五点，清晨七点，十二时辰，谓曰卯时，手阳明经，大肠经脉。
一日三餐，吸收精华，生成糟粕，压入大肠，时至卯时，堆积欲出。
寅时肺经，气为血帅，呼吸之间，新旧更替，新鲜血液，布散周身。
肺脏大肠，二者表里，大肠兴奋，粪便畅出，满血复活，飘然若仙。
清晨七点，上午九点，十二时辰，谓曰辰时，足阳明经，胃经运行。
昨日进食，历经一宿，排空大肠，胃体空空，饥饿难耐，欲待进食。
一日之中，不食早餐，空空胃体，萎靡紧收，蠕动无力，运化停滞。
胃体肌肉，层叠交错，性本善动，收缩舒张，蠕动之际，化生胃液。
上午九点，至十一点，十二时辰，谓曰巳时，足太阴经，太阴脾经。

后天之本，脾司运化，腐熟五谷，化生精华，融入血液，滋养脏腑。
脾脏投影，开窍于口，其华在唇，功能健运，脾脏与胃，二者表里。
早餐丰盛，精华充盈，能量充沛，脏腑振奋，细胞活跃，气清色润。
午十一点，午后一点，十二时辰，正午之时，手少阴经，心经起伏。
午时小憩，调息心经，养心安神，心主神明，开窍于舌，华在颜面。
心主血脉，心气和谐，血液畅行，养神益气，舒肌缓筋，通彻脏腑。
昼夜不眠，午时补觉，精力充沛，火中生土，心脾和谐，利于消化。
下午一点，下午三点，十二时辰，谓曰未时，手太阳经，小肠经络。
小肠功运，吸收精华，分清梳浊，水入膀胱，糟粕进肠，精泽周身。
午后未时，小肠经络，忙碌不堪，调配营养，盈亏平衡，收支有序。
下午三点，下午五点，十二时辰，谓曰申时，足太阳经，膀胱经络。
水液津液，代谢旺盛，水液浓缩，排出尿液，津液吸收，营润周身。
肺司换气，吸入肺脏，沉入肾脏，肾经壅塞，膀胱郁火，咳而遗尿。
五行之中，肾水心火，水润万物，水火相济，温煦肾脏，和顺膀胱。
下午五点，黄昏七点，十二时辰，谓曰酉时，足少阴经，肾脏经络。
肾脏藏精，先天之根，肾脏膀胱，二者表里，培植正气，固本扶阳。
一日劳作，身心疲惫，脏腑化生，津液精华，统筹调配，收支有衡。
盈余培元，匮缺补给，填补精华，固本培元，滋肾壮阳，厚积肾气。
黄昏七点，夜黑九点，十二时辰，戌时时刻，手厥阴经，心包经络。
心包华盖，有名无形，庇护心脏，气血通利，运行有序，守护神明。
心包无形，若一屏障，保护心脏，神明归位，恬静安然，悠然入睡。
入黑九点，至十一点，十二时辰，亥时区间，手少阳经，三焦经脉。
人体三焦，横膈之上，谓曰上焦，肚脐横膈，谓曰中焦，脐下下焦。
三焦空腔，硕大府邸，胸腔腹腔，容纳脏腑，主司气运，疏通水道。
人体经脉，走行三焦，贯通三焦，调养百脉，通畅经络，营卫通利。

三十七、镜中看花，梦里望月

天高地厚，生载万物，万物有形，形后藏神，形神兼备，天地唯一。
生命机体，各有其形，机体躯壳，折射灵光，神采飘忽，躯壳承载。
躯壳神明，相依相存，不可分割，融为一体，司管脏腑，化生气血。
气血为基，运化五谷，化生精华，营气荣发，卫气守外，内外互通。
神明错位，精不丰满，气虚神散，营卫失固，反攻脏腑，脏腑失序。
脏腑有疾，累连神经，投射于脑，干扰思绪，神明错乱，孤零飘忽。
脑为髓海，神明之府，心脑表里，折射在心，联动脉象，错乱神明。
脑部运动，信号输入，指令发出，神经汇聚，处理加工，投放周身。
神经感应，细胞运动，运化能量，生成递质，传递冲动，顺次走行。
冲动震颤，波散开来，此消彼伏，发力膨胀，震荡气流，生成气场。
气场内外，交加融合，相互牵连，心脑互动，化生影像，时空伴随。
五脏运动，信号往返，聚焦心脑，折射信号，呈像投影，若一大片。
白昼忙碌，耳眼鼻舌，身意六根，察看辨析，声色其位，感知形性。
绵延黄昏，至入黑夜，内外信号，同频共振，推波助澜，梦境万象。
阴阳二气，阴气盛大，阳气不足，梦中落水，恐惧不堪，心惊肉跳。
阳气旺盛，体温升高，梦多大火，熊熊灼烧，无以遏制，相互毁伤。
身体有分，三部九候，上部气盛，梦中飘飞，下部气盛，梦坠深渊。
七情六欲，肝脏应怒，肝气旺盛，梦中愤怒，肺脏应悲，肺盛哭泣。
心脏应喜，心盛梦喜，脾脏应乐，脾盛梦乐，生脏应恐，肾盛惧怕。
日有所思，梦境夜游，七情六欲，映象脏腑，追本溯源，源于心脑。
心脑清净，陶冶情操，顿悟生命，修心悟道，厚德载物，入梦仙境。

三十八、透视生命，小儿天眼

天地之气，无极太虚，太极两仪，天运生精，地运化形，万物生成。
阴阳行令，阳化为气，阴聚成形，阴阳互根，交融其中，次第过渡。
阴阳交合，精卵相遇，沉入子宫，若如种子，生根发芽，启动生长。
十月怀胎，奇恒之腑，五脏六腑，顺次发育，氤氲朦胧，发育成形。
生命诞生，呱呱坠地，囟门颤动，通天接地，小儿天眼，感知异样。
婴儿发育，五脏六腑，尚未塑成，气血运行，微弱无力，肾气不固。
昏暗阴影，缥缈游弋，投射成像，婴儿感知，认知殊异，非同常人。
囟门未闭，五脏六腑，正待臻善，魂魄初定，阳气微弱，其性不钢。
乍来世间，古怪畸形，奇幻莫测，骚扰魂魄，孩童惊吓，多成常态。
欲克惊厥，守魂固魄，兴高采烈，身体康健，扶阳培元，魂魄一体。
古往今来，长者有言，婴童照看，倍加呵护，其中奇妙，唯有深悟。
日落西山，婴童早返，关门进屋，环境变换，切莫着急，从容舒缓。
婴童玩耍，阳光之下，灯火通明，光线通透，人众聚处，其乐融融。
天地之间，人存其中，三魂七魄，魂魄相依，飘忽周身，若守若离。
生命有魂，外形有神，生命有魄，魄载其魂，魂魄存生，互为其根。
古有贤士，幼年囟门，颅骨缝隙，内松果体，第三只眼，感应奇妙。
大脑发育，日臻完善，囟门缝隙，随日缩减，奇妙之门，自动关闭。
修身养性，为人至善，悟道禅定，天人合一，效法天地，敬畏自然。
前生今世，今世来生，三生三世，不忘初心，坚守始终，自然明了。
天地之变，人生沉浮，忘我无我，砥砺前行，心存大爱，无愧人生。

三十九、奇恒之俯，脑部运行

五脏实质，六腑空腔，遥相呼应，互为表里，荣辱与共，交织互补。
摄入食物，引流入胃，脾主运化，腐熟五谷，脾脏与胃，助推代谢。
肝脏胆囊，二者表里，肝脏胆汁，注入胆囊，浓缩提炼，沿肠气化。
肾脏过滤，尿液浓缩，注入膀胱，容纳保管，排出体外，二者表里。
心脏属火，引火下行，和煦脏腑，温暖小肠，助推吸收，营运精华。
肺脏大肠，肺司换气，肃降之际，纳清排浊，大肠蠕动，排出浊气。
生命运行，阴阳为基，阳化为气，阴聚成形，互为其根，相生相克。
五脏实质，归属为阴，以血为养，六腑空腔，归属为阳，以气为通。
阴阳互动，转换蒸腾，汇聚排出，助阴升阳，阴阳合和，平衡有序。
奇恒之腑，人体脑部，神明大会，实质器官，五脏形性，未列脏器。
头颅之内，自上而下，大中小脑，状若核桃，其内实质，质地柔软。
脑有四室，脑部精液，迂回流动，内含精华，盈润脑体，排出废物。
脑为髓海，神明之府，统领核心，功能殊异，外显功用，冰山一角。
学习记忆，逻辑思维，语言描述，情感化生，七情六欲，皆在脑内。
条件反射，感觉传入，信号加工，决定出炉，指令发出，尽由脑司。
一日活动，白昼忙碌，处理事务，昼夜调息，脏腑张弛，调整节律。
四肢骨肌，自由屈伸，内旋外展，脏腑收放，节律运行，唯脑管控。
飞翔长空，俯瞰大地，白日之中，脑部运行，宛若都市，一片繁忙。
万物有道，阴阳有序，动静相随，有张有弛，交替运行，唯有平衡。
脑部活动，代谢旺盛，纳入阳气，消耗精华，营生糟粕，源源如流。
脑部排泄，化生凝聚，成形堆积，有色有形，未有详述，鲜有论述。
伦比五脏，脏腑之间，二者表里，精华糟粕，注入腑腔，转化升华。
五脏运行，脏气行令，气运化生，五种阴液，排出体外，洁净脏腑。
在心为汗，在肺为涕，在肝为泪，在脾为涎，在肾为唾，一一相应。

脑部代谢，生产废物，随血伴行，沿途搜集，注入窦窝，中转换乘。
窦窝缤纷，古往今来，少有详述，脑体之外，非在脑内，气化变生。
颅骨气化，内陷隐凹，散布头颅，谓之曰窦，额窦筛窦，蝶窦上颌。
窦窝下延，盘旋绕行，曲径通幽，游聚鼻腔，开口其内，脑部门户。
脑内运行，细胞活跃，代谢废物，注入窦窝，化生为气，沿途奔走。
汇集鼻道，呼吸之间，缥缈体外，推陈出新，交替循环，清洁脑部。
偶有无常，汇聚成型，搏击窍孔，汇聚成型，壅塞鼻道，堵塞鼻腔。
头部七窍，鼻腔泪道，鼻腔咽喉，耳道鼻腔，密连窦窝，折射脑部。
七窍之中，鼻腔垢污，耳道耳屎，眼角浊物，口腔痰液，多处投放。
头颅窍孔，代谢废物，皆有起源，形色无常，映象脏腑，慎之又慎。

四十、骨骼外延，第三臼齿

人体牙齿，最硬器官，咬下切断，咀嚼磨碎，支撑面容，辅助发音。
牙齿四种，切牙尖牙，前后磨牙，外裹牙冠，槽骨牙根，交织神经。
牙齿结构，三部组成，主牙本质，外包釉质，牙根骨质，三位一体。
牙体骨质，外裹纤维，成牙周膜，固定牙齿，置于牙槽，稳固外形。
牙齿中央，曰牙髓腔，内充牙髓，血管神经，走行其内，密布其中。
人之一生，萌牙两次，首次乳牙，生后六月，不断绵延，至于三岁。
首发乳牙，上下左右，各有五枚，计二十颗，六至七岁，乳牙脱落。
二次萌发，谓曰恒牙，伴随一生，上下左右，各有八枚，三十有二。
恒牙置换，生成萌发，第一磨牙，更换乳牙，十三十四，全部换完。
第三磨牙，亦曰智齿，或尽头牙，弱冠之年，生长肇始，启动萌发。
上颌下颌，牙槽尽头，三颗臼齿，拓宽下巴，增加脑容，改变面容。
第三臼齿，无处安身，演化蜕变，戳进牙床，触伤气血，多生疼痛。
食草动物，臼齿发达，适应环境，皮叶根茎，咀嚼研磨，助推摄入。
人效法地，地效法天，天效法道，道法自然，万物应天，大道至简。
自然之道，可悟无名，有形有影，有形无影，无形有影，无形无影。
婴儿发育，牙之初生，无影无形，乳牙有形，脱落无影，形影交融。
恒牙萌发，有形有影，形影不离，一生相伴，年迈脱落，归于自然。
第三臼齿，或之有形，或之无影，或有形影，人个有别，顺应自然。

四十一、耳与心肾，三位一体

眼睛鼻子，嘴巴牙齿，正面主位，仪表焦点，倍加关注，呵护备至。
人体耳朵，伦比之下，侧面次位，地处偏远，常被忽视，少有关注。
耳之结构，分为三部，外中内耳，声音波动，外耳收纳，依次传入。
察见外耳，耳郭耳道，顺次中耳，鼓膜中耳，联动鼓膜，听骨链条。
内耳复杂，颞骨岩部，构型组成，内外双层，嵌套规管，前庭耳蜗。
双半规管，声音方向，感知运动，调节平衡，耳蜗蜗牛，收集脉冲。
内耳底膜，纤毛细胞，不可再生，感知声波，电位变化，换能传导。
声能转换，生物电能，信号汇聚，沿听神经，至达中枢，投放信号。
须臾之间，中枢辨析，信号分类，编码分析，整理归类，判定形性。
人体内耳，纤毛细胞，感知细胞，开启声门，首把钥匙，作用非凡。
外界噪音，惊扰内耳，软骨受累，感染化脓，寒气湿邪，皆伤细胞。
纤毛细胞，结构变性，丧失功能，无以再生，唯减不增，数量逐少。
鸟儿高飞，寰宇长空，内耳聪慧，感知声音，平衡飘逸，悠然自得。
鹰雁内耳，纤毛细胞，功能殊异，凋亡脱落，更替再生，周而复始。
天地万物，应合自然，激发潜能，形性各异，皆循其道，大道自然。
人体五脏，耳与心肾，关系最密，感知声音，言传意会，彻悟其意。
肾脏藏精，精为气根，气为神基，性命之根，肾气贯通，开窍于耳。
肾脏归水，心脏属火，水火相济，心气平和，耳闻有声，辨声有质。
内心清净，喜乐自然，固守肾气，心肾和合，融通于耳，三位一体。

四十二、食管悠悠，深藏秘密

食物摄入，咀嚼吞咽，顺沿食管，穿越横膈，坠入胃内，搅拌腐熟。
食管细长，上接咽部，穿越膈肌，渐变狭窄，移向左侧，下接贲门。
悬贴后背，眼前悬挂，飘忽索道，脊柱为纲，偎依椎体，徐徐下行。
食管整体，自上至下，划分三段，上为颈部，中间胸部，最下腹部。
食管结构，主体肌层，内侧黏膜，分泌黏液，二者之间，内藏玄妙。
食管肌层，内外两层，内侧环形，外侧纵带，形性各异，功能有别。
内侧组织，环节基层，环环相扣，自下而上，联动收缩，推行食物。
外侧肌肉，悬空飘带，自上至下，震颤摆动，助推食物，蠕动下沉。
内外肌层，二者之间，联动纽带，弹力纤维，次第互动，舒张收缩。
吞下食物，逼入咽部，注入食管，内收外蠕，徐徐下行，异曲同工。
内贴黏膜，湿润光滑，色泽粉红，至达下段，黏膜别异，略泛浅灰。
黏膜褶皱，纵行皱襞，凹向内腔，液体下灌，湿润食管，引流食物。
肌层黏膜，二者之间，黏膜内衬，细胞疏松，结缔组织，平铺内膜。
内衬玄妙，细胞繁多，功能殊异，各显神通，大放异彩，协同运行。
神经细胞，内衬密织，冷热燥湿，酸甜苦辣，软硬稀稠，感应敏感。
血管丰富，营运精华，温补内外，润泽肌层，修缮黏膜，维护管道。
食管腺体，分泌黏液，滑润内壁，助推下行，通畅食管，通利食物。
淋巴小管，释放细胞，吞噬异物，防范定植，消融转运，提升免疫。
食管细长，三处狭窄，第一隘口，咽与食管，交接之处，走行狭小。
第二狭窄，胸骨角处，左支气管，跨越食管，压迫之处，易存异物。
第三峡口，膈肌裂孔，食道穿行，狭窄之地，堵塞摩擦，频发癌症。
食管空腔，下接于胃，胃连小肠，小肠大肠，上下联动，皆喜通畅。
食物下行，腐熟分解，化生浊气，浊气属阴，留存肠道，逼压排出。
浊气下行，清气徐入，气统血行，盈润基层，运化精华，滋养黏膜。

黏膜活跃，化生黏液，保护内壁，润泽食管，肌层黏膜，内外一体。
饮食不节，酗酒辛辣，生冷炙热，干硬怪异，损伤内膜，细胞破坏。
黏液萎靡，细胞失润，功能低下，累伤破裂，气血凝滞，结节变性。
结节之处，无以松解，久而久之，郁结肿大，气血不通，恶化成癌。
食管与胃，大肠小肠，肌层复杂，内膜防护，若如盔甲，堪为重要。
空腔器官，以气为养，气运行令，忌堵恶塞，善喜通利，时时通畅。

四十三、阑尾小管，痛因无忌

小肠终点，大肠起点，膨大盲端，右侧髂窝，长约两寸，曰之盲肠。
右侧髂窝，过渡拐角，上升结肠，左连回肠，回盲通口，曰回盲口。
盲口开处，黏膜折叠，成半月形，两个皱襞，称回盲瓣，司管进出。
盲瓣功性，若括约肌，大肠糟粕，谨防回流，逆袭小肠，干扰吸收。
回盲瓣下，阑尾开口，阑尾外形，状如蚯蚓，又曰蚓突，免疫器官。
上端连通，盲肠后壁，下端游离，长约三寸，悠然飘忽，荡然摆动。
远古先人，阑尾发达，性功伦比，食草动物，分泌黏液，助推消化。
进化演变，摄食固定，饮食规律，种族进步，阑尾退化，形体变小。
长度锐减，内径缩小，远端闭锁，隐匿蛰伏，腹部右下，藏匿髂窝。
外形退变，性能异化，至于成年，淋巴密布，阑尾主司，免疫功能。
生命初生，淋巴组织，聚积阑尾，助增免疫，弱冠至臻，随之衰减。
花甲之年，淋巴细胞，消失殆尽，身体发育，角色扮演，淋巴器官。
淋巴细胞，发育成熟，遭遇外邪，体内抗体，分泌化生，参与其中。
阑尾逢生，狭隘之地，外形随意，奇异呈象，末端闭锁，悬坠腹腔。
摄食纳差，小肠堵塞，消化萎靡，腐败变质，气血不畅，化生异物。
淫邪异物，侵袭肠壁，损伤黏膜，四面八方，冲撞不休，欲寻出口。
偶遇残渣，包裹粪石，坠入阑尾，堵塞管腔，杂菌滋生，阑尾发炎。
腹腔右下，疼痛叠加，冲击免疫，免疫遭袭，功能下降，与日逐减。
阑尾炎症，发病人群，幼年儿童，代谢旺盛，食欲嗜好，口无遮拦。
鱼虾零食，摄入体内，腐熟不透，发酵变质，沿行盲肠，易入阑尾。
偶有成年，放任疯狂，夜市烧烤，啤酒白酒，狂吃暴饮，多伤阑尾。
疼痛之余，生命有悟，消化吸收，贵有通畅，处处节制，管口迈腿。

四十四、卵巢隐匿，气血太保

月有盈亏，潮有涨落，寰宇之中，阴阳变换，相生相克，循环往复。
气化为阳，积聚为阴，相生相克，相克相生，互为表里，结伴而生。
胸腔之中，肺有左右，左二右三，心有四屋，右房右室，左房左室。
肝有左右，右大左小，免疫器官，脾脏实质，红髓白髓，相间排序。
肾有水火，右肾命门，左肾属水，水火相搏，化生为气，萦绕肾脏。
脏气穿行，贯通上下，气血同源，以气帅血，以血化精，以精生神。
气袭上行，归属心包，摄精固神，守护神明，自成丹田，谓中丹田。
气势直冲，回旋髓海，聚于眉间，垂体居处，谓上丹田，又名泥丸。
气运下行，徐徐而降，跨越神阙，脐下三寸，谓下丹田，又曰气海。
上中下气，回旋往复，振奋搏击，化生激情，澎湃身心，潮起潮落。
青春少女，卵巢成熟，分泌激素，月中之时，催生卵子，月而复始。
卵巢左右，交替化生，步入中年，卵巢枯萎，终止生卵，无有生育。
自古有云，女子二七，妙龄少女，天癸始有，阴阳合和，可以生育。
时值七七，天癸枯竭，卵巢枯竭，卵道不通，气脉皆虚，无以生子。
左右卵巢，藏匿骨盆，外附飘丝，粘连贴附，盆腔侧壁，悬吊其内。
内侧一面，朝向子宫，上端韧带，连盆腔壁，下端韧带，连接子宫。
后缘游离，前缘系膜，视看外形，游离摇摆，若无定处，飘忽不定。
女性健康，贵有卵巢，分泌激素，助增免疫，滋养子宫，青春永驻。
卵巢藏匿，恍兮惚兮，维系性能，气血在先，养气生血，补肾强身。

四十五、温养子宫，水肥气热

激情澎湃，卵巢分化，化生卵子，时空隧道，向下穿越，静待缘遇。
亿万精子，奋力前行，冥冥之中，早有缘定，一见钟情，互托余生。
精卵集合，融为一体，若如种子，寻觅沃土，抵达子宫，生根发芽。
女性子宫，受精着床，生根发育，历经十月，沧海巨变，形性神存。
子宫外形，瓢形甜梨，上下倒置，上部硕大，连通卵巢，曰子宫体。
输卵小管，开口宫体，子宫下端，曰子宫颈，向下延伸，嵌入阴道。
子宫壁厚，内外三部，宫体外层，谓曰浆膜，腹膜脏层，毗邻脏器。
中膜厚硬，肌肉紧实，质地紧密，收缩舒张，发力之地，联动内外。
内膜黏膜，分泌浆液，滋润腔壁，地表土层，月而复始，周期剥落。
胚胎发育，子宫承载，若如耕种，播种生长，光热水肥，不可或缺。
天气骤变，气温下降，狂风大起，阴雨连绵，田地积水，无以外排。
积水下渗，湿度过大，阴湿不散，土壤板结，恶生湿寒，破坏土层。
土层坚实，一粒种子，发芽肇始，本自脆弱，无以扎根，摇摇欲坠。
土层寒湿，内部乏氧，化生污秽，浸渍根系，无以营运，生长维艰。
浸蚀土层，不见阳光，板结日久，土层恶化，结构变形，板结僵化。
日光和煦，土壤吸热，地温升高，地下热气，向上蒸腾，蒸蒸上升。
上下蒸腾，疏松表里，内外一体，土层疏松，水气通畅，禾苗健长。
万物生长，不离太阳，太阳照射，大地温热，热可行水，水可载肥。
辽阔大地，以阳为基，以热为力，以水为媒，以肥为养，土壤和谐。
取类必象，子宫隐匿，人体下腹，阴暗庇护，易生湿寒，阻滞气血。
气寒化湿，气暖血畅，血液通畅，化生阴精，滋润内外，内外一体。

四十六、肌肉异变，腰椎凸出

脑部下方，顺接脊髓，脊髓简单，感知信号，接收冲动，上传至脑。
脑部加工，处理信号，下达指令，传至脊髓，脊髓投射，抵至靶标。
脊髓居所，椎管之中，外形复杂，椎骨叠加，锥孔贯通，成一隧道。
椎管走行，自上至下，颈椎胸椎，腰椎骶椎，数量外形，差异显著。
椎管空腔，空腔之内，宽窄高低，脊髓填充，随高就低，绵延起伏。
椎骨外形，横突棘突，次第林立，凸显其外，无规无矩，内藏奇妙。
外凸之处，肌肉附着，深层浅层，颈部胸部，腰部臀部，重合交织。
肌肉繁多，数量庞杂，舒张收缩，牵拉椎骨，变形锥孔，触及脊髓。
脊椎承重，挤压变态，传入传出，皆受其害，波及脏腑，影响气血。
椎骨层叠，两椎之间，软骨过渡，承上其下，任性弹垫，舒缓受力。
久伏几案，挺扛浮肿，椎骨受累，积聚一处，肌肉僵直，牵拉过度。
椎骨负重，挤压垫片，垫片形变，沿缝凸出，局部受损，疼痛难堪。
累伤脊柱，变形之力，源于肌肉，保护脊髓，椎骨锥孔，以肌护髓。
营润肌肉，通畅气血，舒展脊柱，适度运动，气机通畅，气引血行。
唯血达处，肌肉丰润，唯气行处，舒张收缩，张弛有度，交替有序。
时代发展，手不离机，电脑操作，姿势固化，久坐不起，必伤肌肉。
每遇境况，日复一日，椎间盘处，愈发喜凸，疾患多病，多在肌肉。
伸腰弓腰，摇头晃脑，展臂屈腿，散步慢跑，太极八段，预防为要。

四十七、滋养关节，气血津液

翩翩起舞，步态轻盈，舒展自如，若如杨柳，婀娜多姿，飘若天仙。
擒拿格斗，腾空跳跃，前后翻滚，行云流水，激荡心弦，引人入胜。
形体多变，构筑形体，不离主干，骨骼肌肉，交织衔接，为之内核。
骨骼为轴，前后上下，内外左右，牵动肌肉，随意运动，摆设造型。
形变多姿，奇异呈象，展现八方，骨之关节，联动协同，千变万化。
两骨之间，交界之域，彼此面对，内有腔隙，包裹成囊，谓关节囊。
关节面处，尔若外凸，我必内凹，交错对接，互补融合，结构嵌合。
外凸内凹，外披软骨，内刚外柔，彼此相让，间隙蜗居，协同联动。
窝外装饰，结缔组织，外裹成层，筋膜包裹，称之为囊，包裹间隙。
外裹组织，外层纤维，致密坚韧，牵拉有力，内层滑膜，润泽腔隙。
关节组成，节面相对，空腔间隙，组织外敷，包裹腔面，成为囊腔。
关节运动，骨骨磨合，软骨为垫，磨损软骨，伤及骨面，凹凸摩擦。
软骨柔韧，久受压迫，改换外形，形变失性，联动受阻，关节受累。
关节之处，若如连杆，维护不力，久滞不用，日久萎靡，自毁形性。
关节腔隙，狭缝之地，六邪化气，逼入缝隙，易进难出，化生湿寒。
湿寒瘀阻，气流阻滞，血不润骨，组织僵硬，累伤骨膜，疲惫筋膜。
骨膜累伤，触及骨骼，细胞改性，结构变异，增生炎症，汇聚积液。
积液堵塞，血流不畅，瘀滞膨大，若如房屋，每遭阴雨，漏屋先毁。
风寒邪湿，逼入关节，筋膜痉挛，肌肉抽搐，细胞失能，修复维艰。
关节内腔，化生受阻，浆液减少，润滑无力，摩擦加大，必损骨面。
关节形性，联动纽带，狭缝之域，喜暖忌寒，动静有序，助推循环。
忌风忌寒，温暖保温，助推气运，气帅血行，滋养关节，化生阴精。
阴精充盈，润滑间隙，滋养软骨，营补亏空，保护骨面，维护完整。

关节运行，联动上下，承接左右，助推内外，联络纽带，活动主轴。

血管神经，上下走行，汇集关节，换乘徐行，气血津液，交汇融合。

血脉神经，明线走行，错落有序，暗藏经脉，联动畅行，贯通周身。

四十八、肚脐隐窍，映象三焦

人体九窍，一个嘴巴，双眼双耳，两个鼻孔，尿道出口，排便肛门。
胃曰九窍，体内体外，留有窗口，物质信息，内外之间，交换门户。
生命诞生，精卵相遇，相合一处，曰受精卵，分裂分化，渐成胚胎。
胚胎发育，汲取营养，源于胎盘，胎盘胚胎，脐带连接，架构通道。
婴儿出生，剪断脐带，丝线结扎，与日修复，体表留痕，谓之肚脐。
上胸下腹，唯有肚脐，氤氲气运，缥缈疏散，内外互动，朦胧窗口。
肚脐留痕，先天后天，见证生命，来龙去脉，形状各异，折射脏腑。
脏腑失序，消化异常，肠气滞纳，腹压增高，逼入漏缝，生成脐疝。
寒气笼罩，逼近肚脐，袭入腹内，化生寒邪，阻滞气血，惊扰小肠。
寒热交锋，壅塞肠道，小肠无序，肠气沸腾，翻江倒海，疼痛难忍。
人体经脉，任脉督脉，任脉阴脉，走行身前，胸腔腹部，中线沿行。
肚脐之处，谓曰神阙，神阙要穴，承上启下，贯行经脉，打通气血。
人体三焦，膈上胸腔，谓曰上焦，肚脐至膈，谓曰中焦，脐下下焦。
上焦之中，心脏肺脏，中焦之中，肝脏脾脏，下焦之中，居住肾脏。
中焦下焦，胃与胆囊，小肠大肠，膀胱守下，五脏六腑，安居三焦。
五脏运行，化生脏气，脏气循环，力推六腑，脏腑表里，内外呼应。
上中下焦，上下联动，彼此呼应，通畅三焦，气血旺盛，内气丰盈。
三焦之中，唯有肚脐，内外之间，交流通道，气机互动，若隐若现。
人体九窍，开口显著，清晰可见，内外互动，映象脏腑，有常无常。
五脏开窍，眼映象肝，耳映象肾，鼻映象肺，舌映象心，口映象脾。
肚脐神阙，开窍隐约，看似闭合，内外之间，实则通达，缥缈交换。
十二经脉，五脏阴脉，六腑阳脉，厥阴心包，为之阴脉，定位双手。
心包三焦，二者表里，任脉走行，三焦胸腹，五脏应窍，唯缺心包。
肚脐奇妙，若开若闭，隐约开窍，三焦分界，映像三焦，折射心包。
肚脐隐窍，留痕开口，内外交换，顿悟奇特，喜暖忌寒，健运三焦。

四十九、心若阳光，健康自然

自古用兵，天地人系，上顺天时，中通地利，下晓人事，用兵如神。
天时地利，人和三者，三生兵法，兵法归一，万法归总，皆在乎道。
尔我身体，形存天地，融于万物，相互交织，以形类比，可悟己身。
形体之外，蕴育心神，化生神明，以善为基，大爱为本，无限光芒。
一念之间，心生邪恶，嗔痴迷茫，八尺身躯，杂念客舍，惴惴不安。
欲壑难填，化生抱怨，抱怨日久，内心焦虑，焦虑不除，神魂难安。
魂不附体，魄不守身，恍恍惚惚，扑朔迷离，若有所失，形神分离。
心若光明，天地无私，草木葱茏，流水潺潺，鸟语花香，爱满人间。
心若痴迷，贪欲无穷，前途黯淡，不见明光，误入魔境，浸润身心。
神明飘忽，若隐若现，游离形体，无以入住，心身疲惫，久累必疾。
心生欢喜，形神合一，阴精丰盛，阳气固守，内外一体，正气内存。

五十、循环通畅，少有病疾

生命运行，天人相应，阴阳互动，表里相映，虚实相融，寒热交换。
生命呈象，八纲辨证，前后相随，左右呼应，动静相变，动为恒常。
生命构建，九大系统，系统组成，器官组织，组织运行，细胞交织。
细胞之内，新陈代谢，物质利用，能量化生，推陈纳新，唯有通畅。
一日三餐，摄入食物，新陈代谢，化生精华，滋养脏腑，营润周身。
营气为荣，推行气血，外生卫气，经络行令，内外呼应，通达四方。
水路循环，饮入甘露，泽润脏腑，滋养细胞，生成能量，永葆活力。
食物循环，口腔咀嚼，脾脏运化，小肠吸收，融入血液，布散周身。
气路循环，深呼深吸，纳入氧气，排出浊气，呼吸之间，入肺沉肾。
血路循环，动脉泵出，输送精华，经脉回流，回收污浊，动静循环。
气血精华，滋养生命，动而不休，起始终末，循环往复，慎忌壅塞。
天地之间，化生万物，远古大德，祖师黄帝，亲力亲为，品尝万物。
万物有灵，深悟形性，补泄得当，皆可入药，万物成药，庇泽后人。
十二经脉，穴位排布，纵行有序，十五络脉，横向交织，守护生命。
脏腑在内，投射经脉，穴位呼应，唯善通畅，一穴一性，一性一用。
感应穴位，通透经络，行针进刺，激活穴位，打通经络，内外呼应。
人体周身，三百余穴，呼应天地，应合脏腑，信手拈来，自成药库。
生命运行，人体四通，气血顺畅，经脉有穴，正气内存，鲜有病疾。

五十一、中西合璧，相得益彰

宇宙之始，苍茫洪荒，无极太极，太极无形，化生阴阳，聚合成象。
阴阳无序，混沌交错，纵横有序，天地乾坤，四象八卦，道生缥缈。
天体运行，气流变换，风雨雷电，燥湿寒暑，守望而生，相克相生。
乍看矛盾，实则统一，循环往复，天道无边，无极太虚，顺应自然。
阴阳和合，润生万物，万物有名，迎合四季，沐浴阳光，汲取营养。
动中有静，静中有动，动静相依，以动为本，动中生变，静中求衡。
宛若五行，相生相克，看有相克，实为相生，看是相生，五行归一。
华夏始祖，三皇五帝，顺应天道，迎合地道，洞察人道，天人相应。
顺应天道，天道自然，迎合地道，地道厚德，勤修人道，人道因果。
溯医本源，仁心仁术，怜民痼疾，治病救人，强身健体，战胜病魔。
追本溯源，化生蔓延，传统现代，自成体系，各放异彩，同出一辙。
细枝末梢，入微至极，分子原子，电子量子，结构之妙，源于现代。
寻奇探幽，问题剖析，直指内核，切中症结，认识深入，自有其长。
探出海底，跃上蓝天，回眸沧海，天涯海边，落霞孤鹜，天水一色。
动静之中，悠悠之处，蠢蠢之间，皆在联系，处处互动，合和存生。
天地之妙，究探穷处，亦在互依，亦在互生，亦在互动，此乃玄奥。

五十二、心如止水，心动帆动

五脏六腑，骨骼肌肉，九窍皮毛，血行筋带，神经散步，各有所司。
生命运行，气血津液，物质基础，运行有序，功运反馈，神经调控。
心主神明，非今心脏，脑为髓海，囊括心脑，心脑有形，有无相生。
与心相论，脑颇神秘，幻化奇彩，只言片语，管中窥豹，只识一斑。
脑有三分，自上至下，大中小脑，各有分工，功能交互，彼此联动。
大脑庞硕，学习记忆，思维分析，语言加工，逻辑分析，信号发布。
中脑藏匿，构型简单，形体短小，承上启下，视觉听觉，信号获取。
脑部后下，小脑居处，躯体平衡，肌肉收缩，运动协调，司管平衡。
枕骨大孔，神经走行，出此峡口，绵延成髓，脊髓和脑，中枢神经。
椎管之内，汇聚成干，椎骨之间，左右缝隙，神经分枝，辐射散开。
散开神经，逐次分枝，成纤维状，终极分化，神经细胞，散步周身。
神经有影，控制躯体，收屈伸展，听觉视觉，嗅觉味觉，触觉痛觉。
神经无影，肝脏排毒，心脏搏动，脾脏运化，肺脏呼吸，肾脏过滤。
神经有形，因有其名，可知其处，观其起点，察看终点，明晰走向。
神经无形，思维活动，化生意识，思虑化气，七情六欲，投射脏腑。
有形为舟，承载意识，意识清晰，神明惠达，上合天道，下通地道。
遵道而行，和天顺地，畅游四海，豁达开朗，包容万物，大爱无言。
须臾一念，神灰意暗，思绪错乱，风起云涌，助波推浪，巨浪覆舟。

五十三、人至中年，以善养心

喜则伤心，喜乐气散，人至中年，家人健康，无喜无忧，自享其乐。
怒则伤肝，愤怒气紧，人至中年，自知己命，不为诱惑，静如止水。
忧则伤肺，担忧气聚，人至中年，粗茶淡饭，身无病疾，知足常乐。
思则伤脾，思虑气结，人至中年，儿女有命，自有福报，舍得随缘。
悲伤心胞，悲伤气急，人至中年，悲欢离合，黑夜孤灯，看惯无常。
恐则伤肾，恐惧气怯，人至中年，春草秋枯，生老病死，人世常情。
惊则伤胆，惊骇气乱，人至中年，荣辱得失，功名利禄，浮云流水。
人至中年，社会家庭，单位个人，上老下小，他好我好，其乐融融。
人至中年，体能下降，起居有时，规律生活，恬淡人生，快乐从容。
人至中年，历经沧桑，大浪淘沙，所剩故人，相伴终生，皆因缘分。
人至中年，不惑天命，看淡放下，不计得失，舍得之间，甘为人梯。
人至中年，日光西偏，光阴荏苒，多舍少得，乐于助人，不求回报。
人至中年，弹指一挥，心存善念，广结善缘，播种善根，爱满人间。
人至中年，从善行仁，言善笃信，正善治身，事善尽能，动善顺时。

五十四、健康养生，无我乃大

一粒种子，春埋沃土，生根发芽，舒展枝叶，开花结果，秋收冬藏。
种植五谷，萌发于春，生长于夏，采摘于秋，收藏于冬，一个周期。
耕种之际，生根发芽，虽有活力，根系不固，风雨交加，淬炼茎叶。
历经风雨，枝干成型，万物之间，争奇斗艳，恰逢此时，正值日盛。
盛夏过后，红日南移，若如月满，来日有缺，天地变幻，万物感应。
万物有灵，冥冥相通，生命诞生，胚胎发育，少年青年，中年老年。
古人常云，青春少年，血气刚强，心性善狂，若如东方，红日腾升。
人至中年，肌肉筋骨，固化成型，气血津液，盈润脏腑，身强体壮。
人值中年，人体机能，磨刀之石，不觉之中，日有所损，依次匮缺。
潮起潮落，日月交错，五脏六腑，功能逐衰，气血津液，与日逐减。
阴阳生克，交争失衡，打破和谐，再次重塑，阴阳二气，复归平衡。
脏腑运行，改患策略，结合重组，调整节奏，查漏补缺，培元固本。
人至中年，正午太阳，看似火热，盛衰之间，实为衰点，倍加慎防。
中年不惑，心态静守，平和随缘，收心养气，以气固本，以本扶阳。
气机和顺，统帅血行，血行生津，滋润脏腑，脏腑通顺，神采熠熠。
人处中年，心力气力，强中含若，刚极必折，守护根基，唯忌强求。
岁过五十，年华已迈，岁月无多，自知天命，用心悟世，生命归真。
收拾精神，整顿心力，感悟人生，生命真谛，乐于奉献，爱暖人间。
从无中来，到无中有，回有中无，无有之间，皆归于无，无我而行。
人生巅峰，多在中年，站在巅峰，天地之间，有我无我，无我乃大。

五十五、万物相应，天人合一

温室花朵，水肥气热，迎合需求，精心呵护，创造条件，徐徐生长。
时至冬月，天寒地冻，风雪交加，稍有不慎，冻彻枝叶，累伤根系。
冻害发生，细胞坏死，结构变性，组织失活，春季回暖，无以萌生。
天气炎热，移出温棚，骄阳似火，热晒炙烤，组织脱水，凋零枯萎。
培土补水，水利万物，滋养细胞，夜幕降临，枝叶舒展，活力四射。
鲜花炼苗，三五天后，笑看骄阳，喜迎风雨，钢铁筋骨，矗立天地。
时代发展，室内工作，冬有暖气，夏有空调，座椅柔软，以车代步。
风刮日晒，暑热寒燥，鲜有境遇，成长环境，若如花朵，长在温室。
冬日出行，寒气侵袭，畏冷畏寒，寒邪逼入，咳嗽发热，多感伤寒。
夏日外行，稍有运动，汗流浃背，气喘吁吁，四肢困倦，头重脚轻。
巍峨大山，山崖藤木，幸存狭缝，竭尽所能，生根磐石，汲取营养。
历经风雨，骄阳寒风，皆为家常，外长一寸，根深三尺，别具匠心。
山崖之上，风雨洗礼，柔中有刚，刚中显柔，攀援上爬，坚韧无比。
天赐灵光，地赋精华，应天感地，花草树木，化生有形，形后藏魂。
天地之间，天人相应，万物互通，人虽肉躯，潜力无穷，性如万物。
生命运行，地生五谷，摄食五谷，化生精华，精华润泽，获得大德。
天气变化，狂风暴雨，雷电交加，风和日丽，祥云万里，得天胜气。
天地滋养，人体有形，五脏六腑，骨骼肌肉，皮肤毛发，血脉津液。
天地气运，生命无形，十二经脉，奇经八脉，三魂七魄，智慧神明。

五十六、骨骼外延，强肾护牙

受孕十月，胚胎发育，五脏六腑，人体骨骼，四肢百骸，皆有其形。
生命诞生，未见有牙，光阴渐进，乳牙脱落，恒牙萌发，依次更替。
头颅之上，上下颌骨，牙植根基，外覆牙龈，若一外套，稳固牙体。
日食三餐，截断撕裂，咀嚼研磨，皆靠牙齿，人人爱牙，如爱双目。
摄入饮食，生硬酸涩，寒冰冷饮，热焦滚烫，无所禁忌，皆伤牙齿。
牙齿溯源，后天发育，依次呈现，化生成形，坚硬无比，宁断不曲。
牙齿坚硬，生于骨后，曰骨外延，精髓滋养，牙龈庇护，排列有序。
牙质同骨，性情刚烈，精髓滋养，蓄精生髓，肾脏藏精，主管骨骼。
上下颌骨，运化精液，化生骨髓，滋养丰满，气血畅行，牙多健康。
生命孕育，首生肾脏，固守元气，化生元精，器官组织，顺次有形。
脾脏与胃，主司运化，分解五谷，化生精华，融入血液，后天之精。
先天后天，气血津液，生命精华，守护健康，滋养骨骼，保护牙齿。
牙齿康健，肾脏之外，五脏之中，肝脾二脏，爱牙无声，守护左右。
气血淤塞，精髓匮乏，牙易松动，若插新柳，水肥不盛，无以生根。
血不丰盛，脏腑亏虚，无以生精，精不化髓，神经失营，肌肉萎靡。
外覆牙龈，肌肉松弛，翠竹屏障，漏风泄气，六邪入宅，侵袭牙根。
风寒燥湿，病菌趁势，滋生蔓延，化生淫秽，家宅不安，主人难宁。
久积毒邪，腐臭化脓，疼痛水肿，坐卧不安，昼无以静，夜不能眠。
牙齿有疾，察辨根源，悉知性情，时时留心，预防为主，永葆齿健。

五十七、入秋咳喘，预防为主

火热夏季，体内热灼，毛孔大开，蒸腾激烈，汗液携毒，游离排出。
时至夏季，雨水丰盈，空气湿润，呼吸之间，顺入肺脏，利咽润喉。
喉咙气管，左右双肺，联动顺应，肺气和畅，咳嗽哮喘，自然远离。
入秋转凉，体外寒涩，肌肤收缩，毛孔关闭，内外交换，蒸腾减弱。
新陈代谢，蓄积异物，积聚不泄，侵袭细胞，干扰运化，致发炎症。
内邪不去，外邪入侵，毒邪累积，动静交换，心肺循环，滞留脏腑。
五脏肺脏，内外门户，肺主皮毛，主司换气，肺泡脆弱，谓之娇脏。
内外污浊，汇集肺部，干扰呼吸，气管失营，化生痰液，黏附咽喉。
痰液堵塞，呼吸困难，本能反应，自主咳嗽，反复咳嗽，惊扰气管。
气管功性，张弛失序，天寒加剧，黄痰清痰，聚集涌现，喉咙作痛。
淫秽毒邪，久积不去，沿行气管，下浸入肺，不时侵袭，逼入肺泡。
肺泡功性，运行失序，积水破裂，累及四邻，水气不畅，气血受阻。
正坐稍安，平卧咳嗽，久咳之下，气管肺部，联动混乱，节律失序。
肺部气管，神经控制，节律运动，神经失控，久咳成喘，呼吸困难。
心肺一体，舒张收缩，联动和弦，呼吸困难，收缩无力，换气萎靡。
后夜寅时，肺经排毒，嗑声连天，呕吐不断，愈演愈烈，唯盼鸡鸣。
时至秋季，五行应金，气候多燥，五脏应肺，脉象若毛，善发咳喘。
夏秋转换，忌食辛辣，补充水分，泽润喉咙，顺应气管，湿润肺脏。
季节更替，人体随应，饮食衣物，自应相适，天人相应，顺应自然。
人生于地，万物泽润，遵天地道，守自然律，运筹帷幄，预防为主。
识世间道，观万物变，借水发力，调食用药，通畅气血，扶正驱邪。

五十八、华夏文化，大道至简

华夏文明，五千余载，瘟疫肆虐，史书记载，频频出现，三百余次。
怜民疾苦，古往今来，各方医工，悬壶济世，施方送药，著书立说。
悠悠华夏，内经难经，伤寒金贵，温病条理，丹溪心书，早有详述。
天地之间，人存其中，阴阳相抱，天地之气，化生万物，无名有名。
万物肇始，阴阳为基，五行划分，相克相生，周而复始，矛盾统一。
风雨雷电，阴晴圆缺，潮起潮落，变化无常，气象万千，不离阴阳。
生命相应，太阳阳明，少阳太阴，少阴厥阴，六经转换，无序有序。
三阴三阳，手足六经，十二经脉，走行在表，映象于内，折射脏腑。
脏腑虚实，辨证调理，折损有余，补益其虚，虚实有度，阴阳有衡。
气血行令，积液行运，升降沉浮，玄腑开合，自内至外，推陈纳新。
八纲辨证，六经归类，洞悉医理，守正创新，以启后人，传播广大。
天地无私，孕育万物，万物有灵，有形有魂，天地万物，皆成宇宙。
人与万物，应合天地，巧识阴阳，阴阳相移，变化不休，立本统一。
神明开悟，天人合一，大道至简，屈伸有度，大爱处世，喜乐盈怀。
五脏心脏，君主帝位，仁心正念，魂魄璧合，形健神守，阴阳和合。
阳化卫气，阴聚成形，气血津液，动静结合，营卫二气，表里合一。
天地行令，动为永恒，静为相对，周而复始，生机勃勃，根在运动。
天地万物，飞禽走兽，五谷芳草，山石流水，四季更替，顺生逆亡。
置身其外，洞悉万物，触类相通，置身其中，深悟生命，化繁为简。
剖肝沥胆，生命玄机，动静有序，阴阳平衡，气血通畅，心神清净。

五十九、爆竹辞旧，人人健康

除夕之夜，爆竹声声，万家灯火，举国同庆，辞旧迎新，喜迎牛年。
时光如梭，白驹过隙，刹那之间，二零二零，庚子鼠年，转眼即逝。
医者仁心，仁心博爱，巧施仁术，多措并举，因地制宜，因人施治。
传统医学，现代医学，中西合璧，穷究其因，辨证施治，组方悬壶。
方无定方，年龄体质，饮食地域，风土民情，体型性别，人各有异。
病毒多变，主体不变，主体为本，调和阴阳，培植元气，匡扶正气。
方存定方，固本摄阳，精气神在，形神一体，正气内存，邪气何干。
天地万物，形性各异，洞悉性味，皆可入药，均有其妙，自有其玄。
五脏五味，酸味归肝，苦味归心，甘味归脾，辛味归肺，咸味归肾。
肝脏主筋，心主血脉，脾主肌肉，肺主皮毛，肾脏主骨，五位一体。
肝脏胆囊，心脏小肠，脾脏与胃，肺脏大肠，肾脏膀胱，脏腑表里。
摄入五味，脾胃运化，化生阴精，分属五脏，润泽五脏，折射周身。
悟道脏腑，方无定方，万物有灵，洞悉形性，灵活组方，辨证用药。
琴因养心，书画修性，部棋悟道，修身养性，颐养身心，神明自得。
高山流水，置身天籁，弦外闻音，行云流水，天水一色，自成神仙。
沐浴春风，阳光和煦，体暖怡情，一香一茶，手捧史书，山中宰相。
家备良姜，大枣几枚，煮水泡茶，茶香飘逸，云里雾里，自在逍遥。
黎明太极，日暮街舞，行运气血，通畅经络，动静有余，恰似少年。
天地之间，六合之内，八荒之中，以善为本，以爱结缘，心生大爱。
因爱生暖，因暖生热，因热化阳，扶阳固本，正气内存，力克六邪。
正邪二气，阳气盛大，正气凛然，浑然钢铁，二气交争，正比克邪。
以变应变，不变应变，变与不变，通变为用，变为永恒，固本为基。
欲应其变，必预其变，欲预其变，四时五运，五运六气，已变在先。
身体有变，若如天地，天地行令，必有暗信，许有觉察，或无知觉。

觉察细微，以象推演，寻根问源，辨证阴阳，上善若水，载覆有余。

无知无觉，动静无序，呼吸之间，气血津液，忌有壅塞，喜善通畅。

静坐守夜，只为钟声，衷心祝福，祖国强盛，家家幸福，人人健康。

六十、偶遇大雪，药食同源

乾坤运化，化生万物，万物成性，不离阴阳，阴阳交变，蕴育五行。
白天为阳，黑夜为阴，天寒为阴，天热为阳，气燥为阳，气湿为阴。
白昼更替，四季变换，寒热相随，燥湿应呼，天人相应，交感身体。
秋季干燥，多发肺病，克燥宜湿，天地大爱，萝卜甜梨，润肺和燥。
悄然冬季，立冬小雪，渐渐逝远，大雪徐近，天气骤寒，万物避藏。
人体四围，徒然变冷，身着厚衣，头戴棉帽，防寒袭入，保持温暖。
饮食审慎，冬用生姜，合宜大枣，桂皮八角，煮肉炖汤，助增体温。
内热涌动，体温升高，通利肠道，打通三焦，激发经脉，丰盈气血。
精华丰盛，精为气根，精华营运，培植阳气，累积正气，固守元气。
大道至简，正气内存，防御坚固，免疫增强，虽有六邪，无以奈何。
感悟阴阳，阴阳相克，唯求平衡，阴阳相生，生生不息，借力发力。
洞察变化，生命多彩，感应天地，相生相克，以动为基，创造奇迹。
天地万物，皆有灵性，均宜入药，辨证阴阳，药食同源，药亦无药。

六十一、肚脐隐窍，映象三焦

人体九窍，一个嘴巴，双眼双耳，两个鼻孔，尿道出口，排便肛门。
谓曰九窍，体内体外，留有窗口，物质信息，内外之间，交换门户。
生命诞生，精卵相遇，相合一处，曰受精卵，分裂分化，渐成胚胎。
胚胎发育，汲取营养，源于胎盘，胎盘胚胎，脐带连接，架构通道。
婴儿出生，剪断脐带，丝线结扎，与日修复，体表留痕，谓之肚脐。
上胸下腹，唯有肚脐，氤氲气运，缥缈疏散，内外互动，朦胧窗口。
肚脐留痕，先天后天，见证生命，来龙去脉，形状各异，折射脏腑。
脏腑失序，消化异常，肠气滞纳，腹压增高，逼入漏缝，生成脐疝。
寒气笼罩，逼近肚脐，袭入腹内，化生寒邪，阻滞气血，惊扰小肠。
寒热交锋，壅塞肠道，小肠无序，肠气沸腾，翻江倒海，疼痛难忍。
人体经脉，任脉督脉，任脉阴脉，走行身前，胸腔腹部，中线沿行。
肚脐之处，谓曰神阙，神阙要穴，承上启下，贯行经脉，打通气血。
人体三焦，膈上胸腔，谓曰上焦，肚脐至膈，谓曰中焦，脐下下焦。
上焦之中，心脏肺脏，中焦之中，肝脏脾脏，下焦之中，居住肾脏。
中焦下焦，胃与胆囊，小肠大肠，膀胱守下，五脏六腑，安居三焦。
五脏运行，化生脏气，脏气循环，力推六腑，脏腑表里，内外呼应。
上中下焦，上下联动，彼此呼应，通畅三焦，气血旺盛，内气丰盈。
三焦之中，唯有肚脐，内外之间，交流通道，气机互动，若隐若现。
人体九窍，开口显著，清晰可见，内外互动，映象脏腑，有常无常。
五脏开窍，眼映象肝，耳映象肾，鼻映象肺，舌映象心，口映象脾。
肚脐神阙，开窍隐约，看似闭合，内外之间，实则通达，缥缈交换。
十二经脉，五脏阴脉，六腑阳脉，厥阴心包，为之阴脉，定位双手。
心包三焦，二者表里，任脉走行，三焦胸腹，五脏应窍，唯缺心包。
肚脐奇妙，若开若闭，隐约开窍，三焦分界，映像三焦，折射心包。
肚脐隐窍，留痕开口，内外交换，顿悟奇特，喜暖忌寒，健运三焦。

六十二、内外垃圾，善聚肺脏

肺为娇脏，呼吸门户，对外窗口，六邪入侵，病原生物，多善惊扰。
肺泡细胞，排列叠加，若如蜂巢，肺泡空腔，相互毗邻，协同联动。
空气颗粒，污浊气体，有害毒气，燃烧浓烟，缥渺蔓延，呼吸入肺。
毒害异质，滞留肺泡，破坏循环，增添负荷，肺泡萎靡，顺应失常。
机体之中，脏腑运行，肾脏过滤，脾脏运化，肌肉收缩，胃肠蠕动。
摄入食物，消化吸收，代谢废物，生成垃圾，大小二便，顺沿排出。
机体运动，化生热能，毛孔开启，蒸汽汗液，垃圾毒素，迫逼外排。
心肺循环，摄入氧气，浸润肺泡，融入血液，生动脉血，循环周身。
机体运行，细胞吞吐，生成异物，毒素垃圾，未有外排，静脉回流。
一日之中，超量异物，顺沿血液，循环至肺，收纳储存，累积肺脏。
内生垃圾，外界浊污，合并交加，客舍肺脏，垃圾储存，大垃圾桶。
肺本娇气，肺泡空腔，污浊异物，多易客舍，滞纳其内，化生异端。
毒物久积，破裂肺泡，毒液释放，反污四邻，大片肺泡，次第破裂。
代偿无力，结构变形，组织坏死，异变纤维，持续恶化，诱发癌变。
多年以来，男性女性，性别无异，肺癌甚多，稳居第一，甚是不解。
机体运行，新陈代谢，生成垃圾，化生毒素，与日俱增，必酿大患。
毒素累积，超越阈值，代偿无力，破坏细胞，损伤脏器，异变坏死。
肺脏形性，毒素积聚，多善客舍，破坏蜂穴，侵蚀蜂巢，干枯坏死。
生命强大，以动制静，呼吸换气，机体运动，推陈纳新，激发活力。
助推运行，加快循环，排出内毒，良好习惯，规避外邪，肺自健运。

六十三、病毒诡异，以变应变

华夏文化，五千余载，饱经沧桑，瘟疫肆虐，有史可鉴，三百余次。
瘟疫流行，或为邪气，或为疠气，或为瘴气，或为邪魔，或为妖魔。
无形之气，天地之间，流行蔓延，广为传播，皆多发病，症状大略。
新冠病毒，无形之物，传播蔓延，袭入人体，攻击脏腑，诱发病疾。
发病之势，突如其来，状如山洪，攻击人体，机体防御，措手不及。
病毒蔓延，全面迅疾，机体统筹，展开斗争，正邪相搏，竭力厮杀。
病毒繁殖，释放毒素，麻醉神经，攻击细胞，萎靡组织，破坏系统。
攻击中枢，大脑缺氧，昏迷嗜睡，浑浑噩噩，精神颓废，无精打采。
攻击肺脏，肺泡破裂，化生积液，滞纳壅塞，模糊通透，舒张无力。
攻击肾脏，耗损内精，藏精亏少，肾气萎靡，腰酸背痛，力不从心。
攻击心脏，萎靡心肌，舒张收缩，节律失序，收放无力，心慌气短。
攻击脾脏，肠胃失司，破坏黏膜，菌群失衡，恶化吸收，上吐下泻。
五脏失序，脏腑不应，身体防御，近乎瘫痪，病毒伺机，猛攻漏洞。
病毒诡异，漏洞薄弱，为所欲为，肆无忌惮，压抑阳气，耗损元气。
身体帷幄，构筑防线，五脏有序，脏腑呼应，整体作战，浑然一体。
力克病毒，非置一隅，首重系统，贵要整体，表里如一，阴阳合和。
六经辨证，太阳阳明，阳明太阴，太阴少阴，少阴厥阴，循序多变。
病发阳经，莫误时机，抢占高地，统领脏腑，培植阳气，固守元气。
仲景组方，病邪在表，发汗解表，半表半里，补益结合，表里兼顾。
多日弗愈，病邪纵深，伤损五脏，破坏脏气，内气萎靡，多善益补。
东南西北，四时气运，寒热暑湿，各有殊异，虽有大同，人各有别。
南热北冷，东湿西燥，男女老少，辨证用方，纠偏趋衡，和谐阴阳。
黄帝内经，医学经典，内功心法，伤寒金匮，辨证治疗，拳法套路。
大道至简，脾胃为本，助推运化，化生精华，强固内气，培植正气。
五脏和谐，正气内存，正邪争锋，正气胜出，病邪退去，健康安泰。

六十四、立春元宵，真谛感悟

立春之际，暖意洋洋，今日元宵，喜气满满，春暖月圆，接踵而至。
春风荡漾，冰雪启融，天地之间，万物复苏，酝酿生机，喜迎春光。
元宵佳节，天南海北，大街小巷，张灯结彩，敲锣打鼓，恭祝元宵。
汤圆内馅，或是豆沙，或是芝麻，或是枣糕，研磨调制，糯米裹衣。
内馅为核，圆周簸箕，置入其中，喜乐杂耍，上下翻爬，左右滚动。
汤圆下锅，沉入锅底，热水沸腾，汤圆顺翻，沉浮之间，浑圆漂浮。
天人相应，万物取象，汤圆初制，外皮内馅，包裹而成，圆圆成形。
有形为阴，有形汤圆，热水翻腾，无形热量，交融其中，阴中生阳。
阴阳交融，外皮内馅，浑然一体，至善臻美，入口滑润，软绵细腻。
汤圆内馅，芝麻浓香，豆沙爽口，枣泥甘甜，各具风味，回味无穷。
生命有形，皮肤肌肉，血脉筋骨，五脏六腑，精神无形，尽在品味。
内心健康，激发活力，刺激神经，散发荣光，折射力量，内外混元。
胸怀宽广，大肚能容，大事化小，小事化了，心宽一寸，路宽一尺。
内心善良，心生慈悲，怜爱万物，万物生灵，穿越时空，天地灵光。
天圆地方，万物呈性，生命轮回，惟美惟圆，为人守方，做事求圆。
发现物美，在于视角，感受物美，在存心态，拥有物美，重有胸怀。
汤圆人生，若如顽石，随波逐流，磨砂滚打，千锤百炼，雕刻成形。
经历风雨，万般磨难，沉浮之间，若有所悟，色即是空，空即是色。
色空之中，道法交融，不念过往，不贪未来，珍惜当下，自在修行。

六十五、病毒感染，调气为本

病毒感染，攻击人体，人体系统，系统错乱，近乎瘫痪，脏腑失序。
病毒攻击，突如其来，快速繁殖，顺沿血液，循环周身，无处不在。
大敌当前，防御系统，措手不及，系统破坏，耗损正气，损伤脏腑。
机体病毒，敌我之间，正气邪气，交争厮杀，展开搏斗，蔓延持续。
交锋僵持，历时多日，正气胜出，邪气败下，击退病毒，挽回战局。
正邪交锋，若如战争，自古有云，杀敌一万，自损八千，身体大虚。
补偿不济，亏多赢少，损伤五脏，脏腑呼应，功运萎靡，折耗元气。
元气亏虚，气短嘘嘘，四肢无力，心阳不足，脾脏萎靡，不欲进食。
病毒败退，正邪斗争，人体战场，一派萧条，满目疮痍，百废待兴。
身体亏虚，感染后遗，病毒虽败，闻听其声，战战兢兢，毛骨悚然。
补益元气，追根溯源，解铃之际，系铃之人，以气为本，补益正气。
一元复始，气有汇聚，呈现有形，谓之曰阴，气运行令，谓之曰阳。
机体运行，无形之气，为源动力，推动循环，前呼后应，脏腑行运。
气有汇聚，谓曰精华，滋养脏腑，营润周身，内外如一，荣卫一体。
以气为本，补充能量，化生精华，滋养脏腑，适度运动，助推气运。
药物之中，黄芪党参，人参大枣，枸杞山茱，生姜山药，补益正气。
经络运行，阴阳经脉，十二时辰，交替循环，首尾呼应，周而复始。
调息保暖，打通经脉，循环通畅，呼应脏腑，推进气运，复原内气。
病毒虽远，症状未逝，补益身体，修养身心，培植正气，固守元气。
正气内存，日积月累，脏腑有序，方复常态，审慎洞察，切莫大意。

六十六、合和气运，打通任督

天地之间，一元复始，阴阳互动，气运行令，万物相应，合和升发。
人体阴阳，相映呈现，腹侧归阴，背部为阳，内侧属阴，外侧归阳。
前后相随，内外呼应，左右相衡，谓曰阴阳，相生相克，包容兼蓄。
十二经脉，三阴三阳，布散手脚，折射脏腑，脏脉属阴，六腑归阳。
经脉主干，贯通上下，络脉联纵，无序有序，纵横交织，若如网状。
任督二脉，自古有名，任脉走腹，阴脉之海，督脉行背，阳脉之海。
任脉纵贯，会阴起始，沿行中线，过走神阙，穿越颈项，唇下承浆。
督脉起始，唇上兑端，沿走鼻梁，翻越头顶，顺延脊柱，末端长强。
任督二脉，前后走形，彼此衔接，交织成环，联络经脉，折射脏腑。
驱动任督，人体内气，内气之根，人体元气，元气之源，人体肾气。
五脏肾脏，先天之本，肾主藏精，内精丰盛，精化为气，守护脏腑。
五脏行运，以气驱动，五脏运动，化生精华，藏在五脏，协同补益。
以气为本，化生动力，启动功运，转化五谷，生成精华，合成内能。
内能化热，推动循环，激活穴位，打通经络，上下贯通，前后呼应。
任督二脉，生命要脉，修心养性，平和五脏，脏腑呼应，协同有序。
调理情志，悟道厚德，补益内气，固收元气，培植肾气，激活正气。
正气内存，上下左右，内外前后，浑然一体，气血精华，合和共振。
大道至简，打通任督，敬畏天地，魂魄内守，调息气运，形神一体。

六十七、四方神兽，四大汤药

华夏文化，朴素简约，东西南北，传统四象，青龙白虎，朱雀玄武。
青龙白虎，朱雀玄武，图腾文化，天神护卫，易医同源，医道同宗。
四方神兽，天象四灵，以正四方，经方汤剂，取象神兽，以取命方。
东青龙汤，西白虎汤，南朱雀汤，北真武汤，应合四象，交融四时。
五行五脏，五脏脾土，后天之本，运化五谷，滋养脏腑，土居中央。
脾土方汤，存理中汤，大小建中，五个方位，乍看为方，实则作圆。
五行相生，循环往复，闭合成环，五行相克，彼此制约，阴阳平衡。
大青龙汤，经典方剂，外感风寒，兼有里热，恶寒发热，肢体疼痛。
无汗烦躁，脉象浮紧，亦治溢饮，喘咳面浮，辛温解表，解表清热。
汤药组方，麻黄桂枝，甘草杏仁，生姜大枣，配以石膏，重在解表。
白虎汤方，中医方剂，轻剂清热，清气分热，清热生津，制阳生阴。
气分热盛，壮热面赤，烦渴引饮，汗出恶热，脉象异变，洪大有力。
临床制宜，肺炎脑炎，小儿积热，牙龈炎症，石膏知母，粳米甘草。
红色朱雀，十枣汤方，黄连阿胶，阿胶大枣，皆为红色，应像朱雀。
少阴之病，二三日上，心中烦闷，不得安卧，邪火内攻，热伤阴血。
下利脓血，心主血脉，主司藏神，心为君官，主明下安，黄连阿胶。
药味组方，黄连四两，黄芩二两，芍药二两，鸡黄二枚，合用阿胶。
十枣汤方，峻下方剂，泻下利剂，胸腹积水，强力攻下，逐水通经。
太阳中风，咳唾发作，胸胁引痛，心下痞硬，干呕短气，头晕目眩。
胸背掣痛，不得安息，舌苔白滑，脉象沉弦，下身水肿，或有悉肿。
水饮壅盛，水停胸胁，气机阻滞，胸胁作痛，水上迫肺，肺气不利。
咳唾牵引，胸胁疼痛，痛不得息，饮为阴邪，随气流动，停留心下。
十枣组方，方药君药，甘遂善行，经隧水湿，大戟善泄，脏腑水湿。
胸胁不适，芫花善消，伏饮痰癖，大忌芫花，二者臣药，大枣为使。

真武汤方，脾肾阳虚，水湿泛滥，制水在脾，水运在肾，脾土克水。
脾阳虚弱，困湿运化，肾阳虚弱，水不化气，水湿内停，停滞体内。
肾中阳气，气运虚衰，寒水内停，小便不利，泛溢四肢，肢体沉重。
水湿气运，流溢肠间，腹痛下利，上逆肺胃，肺胃不和，或咳或呕。
水气凌心，多生心悸，水湿中阻，清阳不升，头晕目眩，神志失聪。
太阳之病，发汗太过，耗阴伤阳，阳失温煦，水渍筋肉，筋肉瞤动。
阳虚水泛，温阳利水，汤方选用，宜真武汤，温补阳气，积累内气。
附子君药，辛甘性热，温肾助阳，化气行水，兼暖脾土，温运水湿。
茯苓为臣，利水渗湿，白术健脾，生姜温散，助力附子，温阳散寒。

六十八、明日立春，养阳强身

历经寒冬，天寒地冻，阴者盛行，万物藏匿，躲避风寒，保全生机。
天地气运，一元复始，三阳开泰，喜迎立春，春风徐徐，万物复苏。
立春到来，阴阳转换，阴至低谷，阳气逐盛，万物有应，整理行装。
阴气气运，尚未彻除，阴阳博弈，二气交争，阴气反弹，时有胜出。
阴气行令，寒气袭入，天地之间，丝丝寒意，侵袭肌表，萎靡气运。
虽逢立春，初春之际，气温降低，添减衣物，顺应寒热，切莫随意。
隆冬渐逝，天人相应，机体运行，偶逢立春，阳气蕴育，正待萌发。
小儿少年，青年中年，男女老少，有疾无疾，东南西北，个体异质。
洞察气运，感悟身体，辨别阴阳，审慎春来，强健身体，切莫大意。
春日暖融，多晒阳光，升发阳气，天气骤变，迅疾添衣，保暖防寒。
春风吹过，风过身燥，莫忘补水，水润万物，滋阴生阳，助提阳气。
寒冬躲藏，少有运动，皮肤肌肉，筋骨血液，久不激发，尚未兴奋。
春多困倦，阳气欲出，应合机能，舒展筋骨，助推气运，打通经脉。
五行五脏，肝为将军，肝脏归木，应在春季，肝脏藏血，在外主筋。
五脏情志，肝喜舒达，五色应青，五味喜酸，过酸伤脾，脾土运化。
春夏养阳，秋冬养阴，时值立春，四时五运，洞悉气运，养阳强身。

六十九、量子纠缠，无形有象

初春之际，喜迎今朝，情人节日，不约而同，送去暖意，以示心意。
送去玫瑰，花香袅袅，扑鼻而来，沁人心扉，手留余香，感人肺腑。
送去礼物，吐露心生，示爱无言，大爱无声，爱满人间，暖意融融。
送去关爱，大爱无疆，化作暖流，滋润心田，兴奋身心，激发斗志。
送去梦想，不忘初衷，振奋精神，砥砺前行，经历风雨，遇见彩虹。
天地之间，阴阳变化，化生五行，五行五虫，五虫之中，人类灵光。
万物之中，以人最贵，敬畏天地，洞悉自然，感悟生命，效法仁道。
人类聪慧，开启灵光，天地立心，生民立命，继承绝学，传守圣训。
天地法则，不离因果，因果相随，层次逻辑，隐藏潜力，维护稳定。
宇宙存力，星系星球，各循轨道，汗血宝马，耐力十足，可行千里。
力发有形，存形时空，可有度量，力发无形，超乎时空，无以估量。
自然之力，匪夷所思，风起云涌，雷电交加，倾盆大雨，江河泛滥。
人类之力，超乎微妙，起心动念，超越时空，冥冥之中，彼此有感。
心生大爱，化生祝福，玄妙无穷，隔离时空，魂飞梦绕，同频共振。
宇宙之大，无边无际，宇宙渺小，一个生命，一株花草，一粒量子。
量子激发，发力之瞬，一念之间，超越光速，相遇交融，量子纠缠。
量子极微，无限放大，亦是世界，世界大同，唯有大爱，爱满人间。

七十、雨水季节，重防寒湿

东风解冻，冰雪皆散，化生为水，化而为雨，雨水到来，春回大地。
雨水节气，水润万物，万物复苏，顺应天道，天人相应，养护身体。
好雨知时，当春发生，雨水到来，天气转暖，冰雪消融，春味愈浓。
节气转换，天气变幻，忽冷忽热，阴寒未尽，化生寒邪，侵袭人体。
顺应四时，养生之本，春季养生，重防湿邪，调理脾胃，助推运化。
忌处湿冷，防范湿邪，雨水季节，善生湿邪，内湿外湿，交集而来。
热水泡脚，身体出汗，温热姜茶，身体发热，促进气运，血液循环。
内湿发生，多源肠胃，功能失调，少食生冷，寒凉之物，防止寒积。
湿冷天气，湿邪入侵，四肢疼痛，沐浴淋洗，切忌冷水，洗后暖身。
时值春季，万物复苏，生发之始，饮食均匀，五味不偏，少食油腻。
五行脾土，喜燥恶湿，湿善围困，雨水多雨，多侵脾脏，克伤脾胃。
雨水前后，服养生粥，润和脾胃，除却湿气，助推运化，健脾利湿。
春季风木，肝气旺盛，情绪波动，肝气升发，肝气郁结，皆伤肝脏。
雨水时节，气候不定，情绪波动，多易急躁，高血升高，血管不畅。
平和心态，舒缓心境，气血畅通，元气充沛，真气内守，身心健康。
雨水时节，低温冻人，清晨出门，寒气袭人，防寒保暖，固护阳气。
春捂秋冻，重在护头，阳经走形，汇聚头部，诸阳之会，审慎防护。
草木萌动，肝气旺盛，怒多伤肝，户外运动，与人沟通，气血安和。

七十一、惊蛰甲流，何须畏惧

天地气运，阴阳生克，交融其中，化生万物，生长繁衍，应合气运。
四季更替，寒热转换，立春之际，万物复苏，整装以待，期籍升发。
雨水到来，春雨如油，湿润大地，滋养万物，万物欲醒，唯待脱壳。
雨水之后，当值惊蛰，一声春雷，地下生灵，睡梦惊醒，破穴而出。
河流湖泊，青蛙鸣叫，蟾蜍蹦跳，鱼儿戏水，生机盎然，其乐融融。
天地转暖，青草抽芽，杨柳返绿，春风荡漾，随风飘舞，暖意洋洋。
虽处惊蛰，天气变化，寒温变幻，一日三变，早穿棉袄，午着轻纱。
风借暖意，风吹之处，毛孔开启，机体蒸腾，散发水分，体内脱水。
风借寒涩，风过之处，毛孔弗闭，风寒袭入，穿越玄府，乘势纵深。
逼入肌肉，客舍血脉，气血行运，累伤脏腑，脏腑失序，机能下滑。
恰遇当时，甲型流感，诸如病毒，顺沿气运，风靡开来，侵入机体。
四时五运，五运六气，气运病毒，交合一处，善易发病，呈象各异。
四肢酸困，关节疼痛，体温升高，恶心呕吐，咳嗽气短，消化异常。
痛心之处，虎年冬季，饱经重创，机体免疫，备受创伤，尚需复原。
寒冬酷冷，历经感染，机体免疫，低至极点，损伤真气，耗散元气。
正气不足，根基不固，恰遇此时，病毒复来，雪上加霜，倍加危重。
体温升高，居高不降，病态症候，不欲进食，四肢困倦，持续绵延。
耗损元气，内气萎靡，留遗症状，飘忽不去，气短身虚，精神恍惚。
借势气运，感受暖阳，当归生血，黄芪补气，枣通三焦，生姜健脾。
补益气血，提升阳气，培植正气，修养身心，正气盛大，邪毒自退。

七十二、细胞癌变，有象无相

二零一五，医学大奖，诺贝尔奖，呦呦摘冠，填补空白，振奋人心。
呦呦青蒿，分离提取，活性物质，双氢青蒿，疗治疟疾，全球推广。
华夏文化，肘后备急，青蒿一握，以水二升，绞取汁液，服尽疗疟。
二零一八，诺贝尔奖，生理医学，免疫疗法，激发免疫，全面攻癌。
治疗策略，免疫细胞，屏蔽枷锁，解除束缚，释放周身，全面攻击。
取相比类，宅门之内，养一恶犬，剪断绳索，巡游庭院，守护安全。
凶犬脱缰，嗅觉听觉，兵来将挡，水来土掩，狂捕异类，消灭癌变。
免疫治癌，再创新术，历览古今，先人已知，正气内存，邪气何干。
上中下工，各有所长，上工治病，治在未病，皆重根本，以人为本。
机体常态，细胞之内，抑癌基因，常居上位，原癌基因，弱势表达。
细胞分化，自然状态，程序凋亡，细胞异变，原癌基因，凸显表达。
机体无常，细胞之内，抑癌原癌，两类基因，二者交争，胜出败下。
抑癌基因，争锋胜出，细胞分化，有序凋亡，原癌胜出，细胞异变。
癌变细胞，追本溯源，正常细胞，胞内损伤，信号错乱，分化逆转。
天地之间，人居其中，六邪入侵，受累细胞，细胞癌变，已是常态。
气血通畅，脏腑有序，激发免疫，识别癌变，机体抗癌，亦是常态。
细胞癌变，无序增殖，汇聚成形，肉眼可见，有形有性，肿瘤组织。
肿瘤实象，折射脏腑，免疫防线，瓦解崩溃，正气亏虚，邪气侵入。
肿瘤有像，盲人摸象，管中窥豹，非为真相，真相无象，悟可知相。
天地之间，本无良药，良药周旋，调理气血，和谐脏腑，激发免疫。
药不治病，病唯自渡，洞悉万物，天人合一，药食同源，药亦无药。

七十三、肺癌肺泡，喜清恶浊

脏腑器官，五脏实质，六腑空腔，脏腑表里，虚虚实实，虚实和合。
五脏肺脏，主司肃降，吸入呼出，氧气浸润，融入血液，浊气排出。
人体肺脏，肺泡罗列，海绵蜂窝，若葡萄串，细察入微，虚多实少。
泡状结构，细胞膨大，腔隙明显，若如海绵，舒张收缩，游刃有余。
内外辨析，肺泡罗列，层叠堆积，毗邻挤压，立体塑形，荷塘莲蓬。
五脏肺脏，肺为实质，谓之脏器，脏器属阴，执着偏执，善走极端。
六腑之中，胃与肠道，胆囊膀胱，空腔之器，曰之为腑，归为阳脏。
复看肺脏，由外及里，肺脏之中，肺泡层叠，空腔之室，状如蜂窝。
五脏六腑，阴阳定性，以此论断，空腔归阳，肺泡为阳，肺脏属阴。
肺脏整体，内外实质，肺脏属阴，肺泡为阳，阴中有阳，阳中有阴。
肺为门户，寒热燥湿，风火入侵，化生淫邪，顺延器官，侵入肺泡。
肺泡本弱，破裂浸润，殃及四邻，细胞水肿，破裂空洞，气喘吁吁。
代偿失能，替补不及，回天无力，细胞坏死，组织变性，癌变增殖。
田间葡萄，主茎系连，粒粒系连，汇聚成型，一粒破裂，内液四散。
污浊阴液，辐射侵袭，触及之处，鳞次壁破，腐败变性，局部坏空。
肺脏有形，亿计肺泡，罗列堆积，肺脏有性，源于肺泡，舒张收缩。
肺脏形性，肺泡主宰，肺脏归阴，肺泡属阳，阴阳相生，内外合和。
肺泡存生，风调雨顺，燥湿宜人，喜暖忌寒，气血通畅，顺应有力。
防范六邪，调和气运，湿润肺泡，激活活力，推陈纳新，助推化生。
肺泡再生，取象比类，一盆清水，添加洗液，搅动揉搓，融入空气。
清水之中，泡沫化生，增大膨生，蔓延扩散，彼此交联，和谐联动。
置入衣物，漂洗之际，污渍渗出，浸润泡沫，泡影破灭，无影无踪。
万物化生，各有其形，性有相通，交相呼应，思虑肺泡，彻悟存生。
盆中气泡，化生之际，运动为源，精华为基，气运做媒，喜清恶浊。

肺脏癌变，不分男女，备受伤害，二零二零，庚子年前，久居榜首。
察看内外，究其性理，首怜肺泡，明其喜恶，助推繁生，大道至简。
世人惧癌，谈癌色变，忧虑之时，天道自然，阴阳互生，正气为本。

参考文献

［1］徐灵胎.医学源流论［M］.北京:中国医药科技出版社,2019.

［2］夏西超.黄帝内经四字歌诀［M］.郑州:郑州大学出版社,2022.

［3］夏西超.难经四字歌诀［M］.郑州:郑州大学出版社,2023.

［4］孙思邈.千金方［M］.成都:四川大学出版社,2014.